WAERLAND / SO HEILT WAERLANDKOST

Ebba Waerland

SO HEILT WAERLANDKOST

Heilungsberichte von Menschen, die durch Waerlandkost ihre Gesundheit wiederfanden

Unter Mitarbeit von Dr. med. E. Röhling

HUMATA VERLAG HAROLD S. BLUME

Bern Freiburg im Breisgau Salzburg

Fünfte Auflage

Verlagsnummer 111 (5363)

Inhalt

I

Wie wir unsere Gesundheit aufbauen und bewahren

Wir haben unsere Anschauung über die Begriffe „Gesundheit“ und „Krankheit“ in den vergangenen Jahrzehnten grundlegend geändert. Die neuen wissenschaftlichen Erfahrungen auf dem Gebiete der Ernährungsphysiologie, Chemie und Biologie beweisen, daß wir an unseren sogenannten Zivilisationskrankheiten selber schuld sind und daß sie nur durch falsche Kost und Lebensweise entstehen.

Das Waerlandsystem ist auf diesen Erfahrungen und Tatsachen aufgebaut. Tausende von Menschen in verschiedenen Ländern, die durch dieses Kost- und Lebensführungssystem ihre Gesundheit wiedergewannen, sind lebende Beweise für die Richtigkeit der Prinzipien, die ich hier anführen möchte.

Das Motto dieser naturgemäßen gesundheitsaufbauenden Lebensführung ist:

Wir haben es nicht mit Krankheiten zu tun,
sondern mit Fehlern in der Lebensführung.
Beseitigt diese Fehler, und die Krankheiten
werden von selbst verschwinden.

Ein kühner Ausspruch! Doch — es lohnt sich, ihn zu prüfen. Wer konsequent die Waerlandprinzipien befolgt, wird über die damit erreichten Gesundheitsresultate verblüfft sein.

Wie bauen wir unsere Gesundheit auf?

Vor allem mit einer Nahrung, die naturbelassen ist und zugleich so reich wie möglich an lebenswichtigen Stoffen. Außerdem darf sie keine Stoffe enthalten, die Fäulnisprozesse im Verdauungskanal begünstigen. Diese Fäulnisprozesse vergiften nämlich unseren ganzen Organismus. Unsere Zivilisationskrankheiten sind teils Vergiftungs- und teils Mangelkrankheiten, verursacht durch eine unnatürliche, krankheitserregende Nahrung und eine unphysiologische Lebensweise. Laßt uns deshalb zuallererst, Fleisch, Fisch und Eier aus unserem Tageskostplan streichen! Denn diese Nahrungsstoffe wimmeln von Fäulnisbakterien, welche durch die Feuerbehandlung nur teilweise unschädlich gemacht werden.

Der Ernährungsphysiologe *Professor Wilska* an der Universität in Helsingfors hat bewiesen, daß sich beim Erhitzen in allen Nahrungsstoffen, die tierisches Eiweiß und Cholesterol enthalten, Giftstoffe bilden, die er „Mortamine" nennt. Er hat bereits 300 verschiedene solche Stoffe in Fleisch, Fisch und Käse, ja sogar in erhitzter Milch und in Butter entdeckt. Damit ist die Behauptung widerlegt, daß wir durch das Erhitzen jener Nahrungsstoffe, die tierisches Eiweiß enthalten, vor deren schädlicher Auswirkung geschützt würden.

Professor Enderlein, der bekannte deutsche Forscher, hat angegeben, daß sich die krebserzeugenden Mikroben von tierischem Eiweiß ernähren und daß sie sich ohne dieses nicht entwickeln können. *Denn es ist der Boden, welcher die Flora bestimmt.* Kranke Gewebe rufen eine abbauende Bakterienflora hervor, während gesunde Gewebe gegen alle krankheitserregenden Virusbazillen immun sind.

Eine laktovegetabilische Rohkost, d. h. eine Kost, die aus rohem Gemüse und Wurzeln sowie Vollkorngetreide, Milch und Milchprodukten besteht, wird allen Anforderungen gerecht, die wir an eine gesundheitsaufbauende Kost stellen. Nur durch eine lebende Nahrung, reich an Vitaminen, Auxonen, Mineralien und Spurenelementen, können wir gesunde, lebenskräftige Zellen aufbauen.

Der bekannte deutsche Zellenforscher, *Dozent Dr. Rusch, hat* die Aussagen Prof. Kouschakoffs bezüglich der sogenannten Verdauungsleukozytose nachgeprüft und bestätigt, daß beim Genuß von Nahrungsmitteln, die mit Feuer behandelt wurden, große Mengen von weißen Blutkörperchen als Schutztruppe auftreten müssen. Diese Leukozytose kann sich mit der Zeit sehr nachteilig auf unsere Gesundheit auswirken.

In unserem Verdauungsapparat ist eine Signalanlage eingebaut. Bereits wenn wir die Nahrung im Munde haben, werden an den Darmkanal Weisungen gegeben. Wenn wir nun Nahrungsmittel zu uns nehmen, die feuerbehandelt oder in irgendeiner Weise denaturiert sind, so daß sie schon in Mikroorganismen zerfallen, kann der in den Darmwänden selbständig arbeitende Filterapparat unseren Organismus nicht mehr vor dem Eindringen artfremder Stoffe durch die Schleimhäute des Darmes schützen.

Um nun zu verhindern, daß diese Stoffe in das Blut und die Gewebe dringen, wird ein Alarmsignal an die Schutztruppen des Blutes gegeben, und das sind die weißen Blutkörperchen. Diese Leukozyten können fremde Mikroorganismen in sich aufnehmen und unschädlich machen. Nach dem Alarmsignal füllen sich deshalb die Darmschleimhäute mit Leukozyten. Durch einen ständig wiederholten täglichen Einsatz werden jedoch diese Abwehrmaßnahmen abgeschwächt, die Schutzbereitschaft leidet und die Widerstandskraft des Körpers gegen Infektionen wird daher vermindert.

Die rohe, nicht feuerbehandelte Pflanzennahrung enthält Fermente, welche aber durch Erhitzung zerstört werden. Nur wenn man Rohkost ißt, tritt keine Verdauungsleukozytose ein, und auch nicht, wenn man die Mahlzeit mit einer lebenden Pflanzennahrung beginnt und anschließend in kleinen Mengen gekochte Nahrung zu sich nimmt. Doch muß dabei immer die Rohkost überwiegen.

Die hier angeführten Tatsachen zeigen deutlich, daß unser Verdauungsapparat dafür geschaffen ist, eine lebende Pflanzennahrung zu verdauen. Dies bezeugt auch die natürliche Bakterienflora des Darmes. Der gesunde Darmkanal eines Kindes ist voll von zellulosezersetzenden Bakterien, d. h. Gärungsbakterien. Erst wenn das Kind Fleisch, Fisch oder Eier bekommt, verwandelt sich die Darmflora, und Fäulnisbakterien nehmen überhand. Und damit beginnt die immer weiter fortschreitende Vergiftung des zivilisierten Menschen und sein organischer Verfall, der im Entstehen unzähliger Krankheiten zum Ausdruck kommt.

Es ist indessen nicht nur das tierische Eiweiß, welches unsere Zivilisations-Kost so gefährlich macht. Fast alle Nahrungsstoffe sind raffiniert, denaturiert und ihrer besten Eigenschaften beraubt. Wir brauchen nur an den weißen Zucker zu denken, dem alle lebenden Substanzen genommen sind. Das Zuckerrohr sowohl wie die Zuckerrübe sind vollwertige Nahrungsstoffe, mit einem Zuckerprozentsatz, der unserem Organismus angepaßt ist. Der raffinierte Zucker dagegen entzieht unserem Organismus Kalk, Vitamine und andere lebenswichtige Stoffe. Wir können ihn uns in dieser seiner unnatürlichen Konzentration nicht nutzbar machen, ohne ihn mit den Elementen zu bereichern, die er beim Raffinieren verloren hat und die auch für den Aufbau unserer Zellen so notwendig sind. Und diese Elemente müssen wir beim Genuß von weißem Zucker aus den Vorratskammern des Körpers hergeben.

Das handelsübliche Kochsalz bindet ungesunde Mengen von Flüssigkeiten in den Geweben und ist eine der Hauptursachen von Rheumatismus. Die lebende Pflanzennahrung enthält mehr als genügend basische Salze und jeder Zuschuß von anorganischem Salz ist vom Übel. Der menschliche Körper ist so empfindlich gegen ein Übermaß an Salz, daß man die Zunahme rheumatischer Erkrankungen in Gegenden mit salzhaltiger Luft statistisch beweisen kann.

Durch das Konservieren und Färben unserer Nahrungsmittel hat die Lebensmittelindustrie diese noch mehr geschädigt, ja vergiftet. Viele Autoritäten auf dem Gebiete der Medizin warnen vor den Chemikalien, welche zum Färben und Konservieren verwendet werden, weil sie oftmals direkt krebserzeugend sind.

Alle unnatürlichen Gewürze reizen und schädigen die Schleimhäute der Verdauungsorgane. Unsere sogenannten Genußmittel wie Kaffee, Tee und Kakao enthalten gefährliche Gifte und bauen langsam aber sicher unsere Gesundheit ab. Das Nikotin im Tabak vergiftet nicht nur den Raucher selbst, sondern auch die Menschen in seiner Umgebung. Bei der Verbrennung des Nikotins entstehen Teerstoffe, die krebserzeugend wirken. Dem Lungenkrebs fallen immer mehr Frauen zum Opfer, seitdem das Rauchen auch für sie zur Gewohnheit wurde. Man hat den Zusammenhang zwischen Lungenkrebs und Rauchen statistisch erfaßt.

Die totgekochte Nahrung und das feingesiebte Mehl rufen Verstopfung hervor. Der Dickdarm erschlafft und wird ausgedehnt. Der Enddarm verwandelt sich zu einer Kloake, zu einem Keimbett für allerlei Infektionen und Krankheiten. Unser großes Entgiftungsorgan, die Leber, wird überlastet und erkrankt. Die Aussonderungsorgane können nicht mehr alle die Giftstoffe neutralisieren und ausscheiden, die wir täglich und stündlich durch Essen und Trinken, durch stimulierende und narkotisierende Stoffe unserem Körper zuführen. Die Degeneration und der Verfall haben freien Spielraum.

Was tut in diesem Fall der zivilisierte Mensch? Anstatt zu versuchen, mit einer gesunden, lebenden und vollwertigen Pflanzennahrung neue, gesunde Zellen aufzubauen, nimmt er seine Zuflucht zu Giftbehandlungen und unnatürlichen Eingriffen. Und auf diese Weise sinkt er noch tiefer in den Hexenkessel der Krankheiten.

Der große griechische Arzt, der Vater der Medizin, *Hippokrates*, sagte: *„Eure Heilmittel sollten eure Nahrungsmittel sein und eure Nahrungsmittel eure Heilmittel!"*

Die neue Ernährungsphysiologie hat gezeigt, wie recht er hat. *Die vollwertige lebende Nahrung enthält alle jene Stoffe, die wir zum Aufbau einer vollkommenen Gesundheit benötigen!* — Denken wir z. B. an das grüne Blatt mit seinem Reichtum an Chlorophyll. Es waren amerikanische Ärzte, die zuerst die Einwirkung des Chlorophylls auf septische Krankheiten entdeckten. Bei schwersten Fällen erzielten sie durch Einspritzungen von Chlorophyll wunderbare Heilresultate. Diese Behandlungsmethode wurde dann auch bald in den Krankenhäusern verschiedener europäischer Länder eingeführt.

Da taucht nun die Frage auf: Warum erst die Widerstandskraft des Körpers durch einen Mangel an lebenden, aufbauenden Stoffen in der Nahrung schwächen, um später zu synthetisch hergestellten Präparaten zu greifen? Sollte es nicht zweckmäßiger sein, gesunde Zellen mit einer physiologisch richtigen, vollwertigen Nahrung aufzubauen, damit sie überhaupt nicht erkranken?

Die Richtigkeit des Ausspruches von Hippokrates, daß nur eine gesunde Nahrung einen gesunden Körper aufbauen kann, ist nun in mehreren Jahrzehnten von Tausenden und aber Tausenden kranker Menschen in den verschiedensten Ländern bewiesen worden, die alle durch eine Umstellung auf Waerlandkost ihre Gesundheit wiedergewannen.

Aber wir können eine vollkommene Gesundheit nicht wiedererlangen, wenn die Pflanzen und Naturprodukte, aus denen unsere Nahrung besteht, nicht vollwertig sind. Und hierbei stoßen wir in unserer zivilisierten Welt auf ein neues Hindernis. Genau so wie der Mensch durch eine vergiftende, unnatürliche Kost und ungesunde Lebensweise den Grund zu dem ganzen modernen Krankheitselend gelegt hat, so hat er auch durch falsche Behandlungsmethoden unseren Boden vergiftet und verarmen lassen. Wir treiben den Boden dazu, große Ernten hervorzubringen, doch ersetzen wir jene Stoffe, die er dabei verliert, nicht auf eine natürliche Weise. Auch im Stoffwechsel des Bodens herrscht eine wohlberechnete Balance. Wird das harmonische Gleichgewicht gestört, so entstehen Mängel und krankhafte Veränderungen. Die für jedes gesunde Wachstum so wichtigen Mikroorganismen gedeihen in einem kunstgedüngten Boden nicht. Denn der chemisch hergestellte Dünger ist für den Boden eine ebenso unphysiologische Nahrung, wie eine chemisch behandelte Kost es für den Menschen ist. Sobald die Mikroorganismen und die Regenwürmer verschwinden, wird der Boden steril und Erosionen und Kulturwüsten entstehen.

Es sind die vollwertigen Produkte eines gesunden Bodens, die unsere Gesundheit aufbauen sollen. Doch benötigen wir nicht nur eine gesunde Nahrung — wir brauchen auch ein reines Trinkwasser, aus Quellen, die nicht durch Abwässer verunreinigt sind, ein Getränk, das nicht erst mit verschiedenen giftigen Chemikalien desinfiziert werden muß. Wir benötigen Milch und Milchprodukte von gesunden Kühen, — nicht von Kühen, die krank wurden, weil sie den größten Teil des Jahres in dunklen, schlecht ventilierten Ställen eingesperrt waren. Wenn wir unsere Haustiere im Einklang mit den Naturgesetzen leben lassen würden, könnten auch sie eine vollkommene Gesundheit wiedergewinnen und uns Produkte geben, die nicht erhitzt und entstellt werden brauchen, bevor wir sie zu essen wagen.

Unsere gegenwärtige äußere, beschränkte Hygiene vermag die Krankheiten nicht abzuhalten. Um die innere Reinlichkeit schaffen zu können, welche die Voraussetzung für alle Gesundheit ist, müssen wir uns gegen alles auflehnen, was unsere Lebensquellen trübt.

Unsere erste Lebensquelle ist die Luft

Leben bedeutet Verbrennung — für alle Lebensprozesse unseres Organismus brauchen wir Sauerstoff. Wir brauchen eine sauerstoffhaltige, reine Luft, frei von allen giftigen Gasen und Ausdünstungen. Aber wo finden wir diese lebenspendende Luft in unserer zivilisierten Welt? Die Auspuffgase der Autos, der Rauch der Schornsteine und der Dampf und Dunst chemischer Fabriken haben diesen Gesundheitsborn zu einer vergifteten Quelle verwandelt. Laßt uns in unserer freien Zeit die gesunde, ozonhaltige Luft außerhalb der Städte suchen und laßt uns Tag und Nacht bei geöffneten Fenstern leben.

Unsere funktionellen Komponenten

Alle Funktionen unseres Körpers sind Reaktionen auf die Verhältnisse unserer Umgebung. Laßt uns unseren Organen ihre ur-

sprünglichen, „natürlichen funktionellen Komponenten" wiedergeben, und sie werden ihren verlorenen Lebensrhythmus wiederfinden. Welche wunderbaren Gesundheitsresultate sind schon mit einer Lebensführung erzielt worden, die unseren Organen ihre richtigen Komponenten wiedergegeben hat: Unserem Verdauungsapparat vollwertige Nahrungsstoffe und unseren Lungen eine reine Luft; — eine Lebensführung, die unsere Haut aus dem Gefängnis der dichten Kleidung befreit hat und sie auf Luft, Licht und Sonne, kaltes Wasser und Temperaturwechsel reagieren läßt. Denn nur durch Abhärtung wächst unsere Widerstandskraft und nur durch sie kann unsere Haut, jenes große Atmungs- und Entgiftungsorgan, optimal funktionieren. Durch kräftiges Trockenbürsten und eine rationelle Pflege müssen wir sie geschmeidig und elastisch erhalten.

Die Flüssigkeitszufuhr

Alle unsere Ausscheidungsorgane sind von einer reichlichen Flüssigkeitszufuhr abhängig. Wir müssen zwischen den Mahlzeiten reichlich trinken, um all jene Schlackenstoffe, die sich durch die Verdauung und den Stoffwechsel in unserem Körper anhäufen, ausscheiden zu können. Wenn unsere Ausscheidungsorgane nicht richtig funktionieren, entsteht eine Selbstvergiftung, die unsere Gesundheit abbaut und den Grund zu allen Krankheiten legt.

Das Fasten

Der beste Weg, die verlorene Gesundheit wiederzuerlangen, ist das Fasten. Wenn die Verdauungsarbeit wegfällt, kann der Körper seine ganze Energie darauf konzentrieren, die Schlackenstoffe, welche in den Geweben angehäuft sind, zu lösen und auszuscheiden. Nun beginnt die innere Reinigungsarbeit, welche die erste Voraussetzung für die Wiedererlangung der Gesundheit ist.

Fasten darf nicht mit Hungern verwechselt werden. Bei einem physiologisch richtig durchgeführten Fasten muß dem Körper genügend basische Flüssigkeit zugeführt werden. Alle zivilisierten

Menschen leiden an Übersäuerung und es ist deshalb vollkommen falsch, einem Fastenden nur Fruchtsäfte oder Wasser und Tees zu geben. Dabei nimmt nämlich die Übersäuerung des Körpers nur noch mehr überhand und die Menge der im Körper zurückgehaltenen Harnsäure wird erhöht. Der bekannte Ernährungsphysiologe *Ragnar Berg* betont, daß ein solches Fasten mehr schadet als es hilft.

Nur eine reichliche Zufuhr von Wurzel- und Gemüsesäften sowie Gemüsebrühe vermehrt den Alkaliengehalt des Blutes, so daß die Reinigung auf wirksame Weise vor sich gehen kann. Jedenfalls muß sie durch Einläufe und Darmspülungen, durch Sauna- und Schwitzbäder und durch Bewegung in frischer Luft unterstützt werden.

In allen unseren Sanatorien ist das erste therapeutische Mittel eine Fastenkur. Anweisungen für eine solche Kur sind in meinem Buch „Die Waerland-Therapie" gegeben. Es ist erstaunlich, wie rasch sich der Körper von all den abgelagerten Toxinen (Giften) befreien kann, wenn er nicht von der Verdauungsarbeit in Anspruch genommen wird. Ein Fasten mit basischen Rohsäften wird meistens ohne das geringste Unbehagen durchgeführt. Während der ersten drei Tage kann sich, wenn der Organismus stark mit Giften überladen ist, ein gewisses Hungergefühl bemerkbar machen und in einzelnen Fällen auch ein rasch vorübergehendes Unwohlsein. Setzt man jedoch das Fasten fort, wird es mit einem immer mehr zunehmenden Gefühl des Wohlbefindens und einer Leichtheit im ganzen Körper verbunden. Die Krankheitssymptome verschwinden, je nachdem das Blut und die Gewebe gereinigt werden. Ein solches Fasten kann mit einer „Wiedergeburt" verglichen werden.

Außer durch das Fasten und die sich daran anschließende Kostumstellung — wobei der Kostplan in jedem einzelnen Fall individuell angepaßt wird (siehe „Die Waerland-Therapie" *) — be-

*) «Die Waerland-Therapie» Humata Verlag Harold S. Blume, Freiburg im Breisgau - Salzburg - Bern

schleunigt man die Gesundung mit Massage, Wasser- und Lichtbehandlungen. Diese Behandlungen gehorchen den natürlichen Prinzipien, die alle denselben Zweck haben, nämlich die Schlackenstoffe und Toxine auszuscheiden und die Blutzirkulation sowie alle Funktionen der Ausscheidungsorgane anzuregen.

Niemals wendet man allopathische Gifte an, sondern nur homöopathische Medikamente, Kräutertees und Dekokte (Absude).

Psychische Faktoren

Die hetzende Eile unserer Zeit ist eine ungeheure Belastung für unsere Nerven. Wir führen meistenteils ein stillsitzendes Leben ohne genügend Bewegung in frischer Luft und dies führt zu einer Atrophie unserer Muskeln und eine Anhäufung von Schlackenstoffen in unserem Körper infolge der stagnierenden Blutzirkulation. Andererseits wird unsere Nervenkraft duch den hetzenden Lebensrhythmus und den Hexentanz der Sinneswahrnehmungen gebrochen. Der richtige Ausgleich zwischen körperlicher Bewegung und Übung einerseits und geistiger Ruhe und innerer Sammlung andererseits wird gestört. Die Folgen davon zeigen sich in der katastrophalen Zunahme der Nervenkrankheiten.

Unsere Gesundheit ist nicht nur durch physische Faktoren bedingt. Der Mensch ist eine Einheit von Körper und Seele. Psychische Einflüsse auf Gesundheit und Krankheit spielen eine große Rolle. Auch die Wissenschaft hat nunmehr begonnen, sich mit diesen Problemen zu befassen. In einer medizinischen Zeitschrift schilderte Dr. *Rink* gewisse Experimente eines amerikanischen Professors. Sie zeigten eindeutig, welchen Einfluß die Lebenseinstellung und die dadurch hervorgerufenen Gemütsverfassungen und Reaktionen auf unser Wohlbefinden haben. Der amerikanische Professor hatte eine Methode erfunden, den menschlichen Atem zu kondensieren. Vor allem konnte er bei diesen Experimenten verschiedene Färbungen der Kondensate feststellen. Er machte damit Einspritzungen bei Kaninchen und bemerkte die verschiedensten Wirkungen. In vielen Fällen reagierten die Kaninchen nicht im geringsten, in anderen Fällen jedoch war die Reaktion sehr heftig, mit Symptomen, die auf eine schwere Vergiftung deuteten. Ja, eines der Versuchstiere starb, als man ihm eine Injektion mit dem kondensierten Atem eines haßerfüllten Mannes gab.

Bei allen negativen Gemütsbewegungen wie Haß, Wut, Angst und schwerer Melancholie sondern die inneren Drüsen Gifte aus. Es ist z. B. schon lange bekannt, daß das Gift einer Kobraschlange stärker wirkt, wenn sich das Tier in aufgehetztem Zustand befindet.

Aber in gleichem Maße wie uns die negativen Reaktionen und Gemütsstimmungen schädigen und unsere körperliche und seelische Widerstandskraft schwächen, gibt uns eine positive Lebenseinstellung fast unerschöpfliche Zuschüsse an Energie und Kraft.

Nur dadurch, daß wir unsere Lebensführung mit den Naturgesetzen in Einklang bringen, können wir eine neue Gesundheit und eine neue Immunität gegen alle Krankheiten aufbauen.

Aber wir müssen dann in unsere Lebensführung radikal alle hier angeführten lebensaufbauenden Faktoren einbeziehen und mit allen krankheitserzeugenden Gewohnheiten und Vorurteilen der Zivilisation brechen.

Ruhe, angemessene Bewegung in frischer Luft, die Pflege einer positiven Lebenseinstellung durch Vorträge und Diskussionen, Musik- und Spielabende tragen in unseren Sanatorien und Gesundheitsheimen dazu bei, die körperliche und seelische Gesundheit aufzubauen.

II

Ein wichtiger Heilungsfaktor

Landmann, bete mit der Hand auf deinem Pflug, dann wird Gott auch deine Mühe segnen.

Wie wahr ist doch dieser alte schwedische Denkspruch! Wir Menschen bekommen hier im Leben nichts umsonst. Wir können nicht mit den Händen im Schoß sitzen und erwarten, daß materielle oder seelische Werte uns umsonst zufallen. Nein, es wird von uns verlangt, daß wir danach streben, daß wir willig sind, uns einzusetzen, um sie zu erobern. So ist es auch mit der Gesundheit.

Wohl gibt es noch Menschen, die mit einem so großen Erbgut an Gesundheit zur Welt gekommen sind, daß sie meinen, damit verschwenden zu können. Aber nichts von dem, was uns geschenkt wurde, ist unser *dauernder* Besitz, ohne daß wir es hüten und pflegen. Früher oder später wird immer die Rechnung fällig, wenn es uns an Verantwortungsgefühl und Fürsorge gefehlt hat.

Durch meine langjährige Praxis in der Pflege der Kranken habe ich viel Erfahrung gesammelt. Es wurde mir bald klar, daß hilfesuchende Kranke in zwei Haupt-Gruppen eingeteilt werden können: die *Aktiven,* die *selbst* an ihrer Gesundung mithelfen, und die *Passiven,* die ohne ihr eigenes Zutun eine neue Gesundheit *von anderen* aufgebaut haben wollen. Die zweite Gruppe ist leider die größere. Und wahrscheinlich trägt die Mentalität der alten Schulmedizin daran schuld, denn sie hat die Kranken direkt zu blindem Autoritätsglauben und unkritischem Gehorsam erzogen. Die Vertreter der alten Medizin verlangten nur, daß der Patient — ohne den Sinn der Verordnungen zu verstehen und ohne eine Erklärung zu verlangen — strikte ihren Anweisungen folgen sollte. Meistens bekam der Kranke einen Zettel, auf den einige lateinische Worte geschrieben waren. Damit hatte er zur Apotheke zu gehen, wo ihm

Pillen, Pulver und Tropfen ausgehändigt wurden. Diese mußte er dann einnehmen und mußte willenlos die Folgen über sich ergehen lassen. Auch wenn schlimme Reaktionen heraufbeschworen wurden, mußte er sie gläubig hinnehmen. Es schien dem Arzt unter seiner Würde, den Patienten aufzuklären, um ihm den Sinn der Behandlung verständlich zu machen. So wurde der Arzt zu einem allwissenden Diktator, und der Patient in vielen Fällen zu einem vollkommen passiven, unterwürfigen Gegenstand einer ihm ganz unverständlichen Behandlung. Diese falsche Einstellung hat im Laufe der Jahre die Mentalität der Kranken unheilvoll beeinflußt. Noch heute müssen wir unter ihren Folgeerscheinungen leiden.

Einem passiven, willenlosen Kranken ist sehr schwer zu helfen; denn niemals kann ein Außenstehender eine dauernde Heilung zustande bringen, wenn der Leidende nicht selbst mithilft. Wohl kann man durch geeignete Mittel und Behandlungen einen Krankheitsverlauf eindämmen und zum Stillstand bringen, und man kann auch eine Besserung herbeiführen. Aber diese ist nicht von Dauer, bis der Patient gelernt hat, seinen eigenen Körper mit all seinen Schwächen zu verstehen und der Stimme seiner eigenen Konstitution abzulauschen, was not tut. Ein solcher Patient mag eine Kur unter sachgemäßer Leitung durchführen; aber wenn er wieder nach Hause kommt, ohne gelernt zu haben, die Gesetze von Gesundheit und Krankheit zu verstehen, wird er früher oder später unfehlbar wieder einen Zusammenbruch erleben.

Jeder Heilkundige muß vor allem versuchen, die Kranken zum selbständigen Denken und Nachsinnen zu bringen. Das ist das A und O, um den Weg zur wahren Heilung zu finden. Manchmal ist diese Aufgabe sehr langwierig und sehr schwierig. Der Patient verlangt einfach, wie ein kleines Kind behandelt zu werden. Wenn man ihm nahelegt, doch Bücher und Schriften zu lesen, die ihn über seine Krankheit und deren Heilung aufklären, ist er einfach zu faul und zu gleichgültig, sich dazu aufzuraffen. Und wenn er eines Tages wieder sich selbst überlassen ist, fällt er vor lauter Unverstand und Bequemlichkeit wieder in den alten Rhythmus zurück, der einst die Krankheit hervorrief. Wenn es nicht gelingt, sein Verantwortungsbewußtsein und seinen Willen zu wecken, dann schenkt man ihm umsonst Kraft und Zeit, die besser anders verwendet würden. Ehe man aber einen solchen Patienten seinem Schicksal überläßt, sollte man, vom eigenen Verantwortungsgefühl getrieben, alles tun, um ihn zur Selbsthilfe aufzurufen. Es ist meines Erachtens ein Mangel an Verantwortung, wenn ein Arzt sich nicht Zeit und Mühe nimmt, dem Patienten Verständnis zu vermitteln für seinen Körper, für dessen gesundheitlichen Zustand und für die Maßnahmen, die ihm aus seiner Not helfen können.

Die Kranken, die zu der aktiven Gruppe gehören und die energisch alle Kräfte aufbieten, um die Krankheit zu überwinden, haben große Aussichten, gesund zu werden. Denn wirksamer als alle Mittel und alle Kuren ist die Einstellung unseres Willens. Wenn einmal das Verstehen für den eigenen Körper da ist, die Kenntnis der Naturgesetze, deren Übertretung Krankheiten hervorruft, dann ist auch der Schlüssel zur Gesundheit gefunden. Der Arzt, der nicht in dieser Weise, erklärend, weckend und erziehend auf den Patienten einwirkt, hat etwas ganz Wichtiges versäumt. Und wenn er hier einwendet, daß er keine Zeit habe, sich jedem Patienten so eingehend zu widmen, so gibt es keine andere Antwort, als daß er trotz aller anderen Behandlungen doch die wichtigsten Heilfaktoren außer acht läßt. Ich weiß aus eigener Erfahrung, daß man gar nicht so viel Zeit braucht, um die Patienten wachzurütteln und aufzuklären. Man muß sie einfach dazu bringen, sich selbst mit Lesen und Nachdenken zu beschäftigen, man muß ihnen nur den Anstoß zum aktiven Einsatz geben.

Are Waerland sagte immer, daß jeder Mensch sein eigener Arzt werden muß; und wie recht hat er darin! Es gibt keine größere Freude und keine tiefere Beruhigung für einen Heiler, als wenn er den Kranken so weit gebracht hat, daß dieser anfängt, seinen Körper und dessen Forderungen zu verstehen. Niemand kann für einen anderen so genau und so fein fühlen wie für sich selbst. Jeder Schmerz hat seinen eigenen Schrei, und jeder Menschenkörper hat seinen eigenen Rhythmus. Kein Krankheitsverlauf ist einem anderen in allen Einzelheiten gleich. Die vielen Vorgänge in den Organismen spielen sich in unzähligen Variationen ab. Die letzten Feinheiten und Eigenheiten kann in seinen individuellen Empfindungen und Reaktionen *nur* der Kranke *selbst* spüren.

Mit aktiv mitarbeitenden, aufgeschlossenen Kranken kann man Wunder erleben; besonders wenn man den ganzen Menschen erfassen kann. Wir Menschen sind ja nicht nur Körper, wir sind auch Seele und Geist. Keine vollkommene Gesundheit kann ohne Mitschwingen dieses Dreiklanges erreicht werden. Allmählich müssen außer den körperlichen auch die seelischen Kräfte mobilisiert werden. Wir haben ja alle im täglichen Leben erfahren, was eine positive Gemütseinstellung für unser Wohlergehen bedeutet, und wie Freude und Zuversicht uns Kraft geben und uns über das Schwere tragen. Ebenso kennen wir aus eigener Erfahrung, wie negative Gedanken und Empfindungen uns schaden, müde, krank und widerstandslos machen. Und sicher haben die meisten von uns erfahren, was uns der Kontakt mit den geistigen Lebensströmen bedeuten kann, wenn wir aus eigener Kraft nicht weiterkommen. Je mehr der Kranke sich den inneren Kraftquellen öffnet, desto andauernder und durchgreifender wird in den meisten Fällen die Heilung, die er erleben darf.

Ich will hier ein Beispiel aus jüngster Zeit anführen, das in unserer schwedischen Zeitschrift geschildert wurde und das zeigt, was ein Mensch zustande bringen kann, wenn er seine ganze Willenskraft zu Hilfe nimmt und mit Zuversicht und Glauben den Kampf gegen die Krankheit aufnimmt.

Von einem Schweden, *Gunnar Bergström* aus Valbo, will ich erzählen, dem Manne, der sechs Jahre lang von dauernden Schmerzen in seinen steifen Gelenken geplagt war, der ein arbeitsuntauglicher Invalide wurde, aber mit zähem Willen im Kampf gegen die Krankheit den Sieg davontrug. Als er merkte, wie gut ihm das

Fasten tat, fastete er 56 Tage innerhalb von vier Monaten. Auch als er dabei das Sehvermögen verlor — wahrscheinlich, weil er auch Wasserfasten einschob — setzte er mit eiserner Energie fort und bekam seine Sehkraft wieder zurück. Jetzt ist er Holzfäller und hat schon vor seinem Mittagessen ein Tageseinkommen von 80 Schwedenkronen (etwa 60 DM) verdient. Wirklich eine ausserordentliche Leistung. — Wie das wohl möglich ist? Lassen Sie mich berichten:

Die Krankheit fing 1949 mit einer schweren Erkältung an. Danach litt er ständig an Kopfschmerzen, zu denen sich allmählich auch Rückenschmerzen gesellten. Nun mußte er Krankenhäuser und Kuranstalten aufsuchen und wurde in der üblichen Weise mit Medikamenten, Bädern und auch mit Insulin behandelt. Die Krankheit verschlimmerte sich aber immer mehr und die Glieder wurden immer steifer. Er hatte solche Schmerzen, daß er einige Jahre hindurch täglich große Mengen von Albyltabletten schluckte. Im Juni 1954 verlor er seine Stellung und wurde als arbeitsuntauglich erklärt. Er war damals so schwach, daß er seine beiden Hände brauchte, um einen Gegenstand aufzuheben. Ja, seine Hände schienen ihm so schwer, daß er sie meist in die Hosentaschen steckte, um ihr Gewicht zu ertragen. Sein Leben spielte sich jetzt im Krankenhaus ab, wo er große Dosen Medikamente einnahm und gegen die unerträglichen Schmerzen bis zu sechs Injektionen täglich erhielt. Man probierte alles mögliche an ihm aus. Unter anderem mußte er eine Schlafmittelkur durchmachen: Am ersten Tag mit drei Schlafpulvern beginnend, wurde die Menge jeden Tag erhöht, bis er auf zwölf gekommen war. Das hatte zur Folge, daß er sich ganz umnebelt fühlte. Ähnlich war es mit den Insulin-Schocks. Man fing mit wenig an und steigerte im Laufe der Behandlung die Menge bis auf das Zehnfache. Die Ärzte waren, als sie keinen Erfolg bei ihm hatten, dazu übergegangen, seine Leiden als psychisch bedingt darzustellen. Man wollte ihm zum Schluß sogar elektrische Schockbehandlungen geben. Aber dann hatte er genug. Sehr elend kehrte er nach Hause zurück.

Dann hörte er von einem vegetarischen Kurheim in Kopenhagen und fuhr hin. Er blieb einen Monat dort, es wurde aber nur schlechter mit ihm. Als er nach Hause kam, erzählte ihm jemand von Kiholm und er beschloß, auch da einen Versuch zu machen. Dort lernte er das Fasten, aber er fand es anfangs sehr schwer. Natürlich mußte zuerst eine Reaktion kommen, der er seelisch noch nicht gewachsen war. Er kannte ja noch nichts von den neuen Gedanken über Gesundheit und Krankheit, und die vielen mißlungenen Versuche in den Krankenhäusern hatten ihn mißtrauisch gemacht. So blieb er nur einige Wochen in Kiholm und kehrte dann wieder heim. In diesen Wochen war aber etwas Wesentliches geschehen. Er hatte Gelegenheit gehabt, von Kranken zu hören, die durch neue Methoden geheilt worden waren und hatte in Kiholm auch schöne Erfolge gesehen. Schriften der Waerland-Literatur, die im Heim auflagen, hatten ihm ganz neue Perspektiven eröffnet und die Gedanken an diese Heilungen ließen ihm keine Ruhe. Nach einiger Zeit entschloß er sich, einen bekannten Waerlandisten aufzusuchen. Dieser verstand es, seine Hoffnung auf Heilung zu wecken und außerdem seine ganze Energie zu mobilisieren. Davon besaß Gunnar Bergström einen nicht geringen Vorrat. Jetzt hatte er seine Rolle als passiver Patient für immer ausgespielt. Mit großer Freude ging er ans Werk und alle schlummernden Kräfte, seine Ausdauer und Konsequenz erwachten in ihm.

Er machte zu Hause eisern die Kur durch, telefonierte jede Woche an seinen Berater und arbeitete sich allmählich vorwärts. Es galt wiederholt zu fasten, sich abzuhärten und zu reinigen — mit Saunabädern, Kaltwasserbehandlungen, Klistieren und reichlicher innerer Flüssigkeitszufuhr. Der Patient, der ursprünglich nicht einmal die Hände bis zum Kopf heben konnte, mußte allmählich lernen, das Waerland-Tagesprogramm mit Haarboden-Massage, Trockenbürsten und Turnübungen durchzuführen — und mit der Zeit ging es immer besser. Er hatte viel durchzuhalten während den Fastenperioden, aber als die Schmerzen nachließen, um plötzlich für mehrere Stunden ganz weg zu sein, wußte er, daß er auf dem rechten Wege war.

Nach Abschluß seiner längsten Fastenzeit von 26 Tagen wog er 52 Kilo, gegen 64 normalerweise. Während dieses langen Fastens waren unbeschreiblich viel Unreinlichkeiten mit den Klistieren abgegangen. Ja, vom 18. bis zum 25. Tage wurden eine Woche lang große eitrige Schleimhautfetzen ausgeschieden. Und am 21. Fastentag geschah es, daß sein Sehvermögen verschwand, um aber nach weiteren drei Fastentagen wieder zurückzukehren.

Zwei Wochen nach Beendigung des langen Fastens konnte er zehn Kilometer mit dem Rad fahren. Der große Wendepunkt seiner Krankheit war gekommen, und von nun an ging es immer rascher aufwärts. Immer weiter dehnte er seine Spaziergänge aus. Jedesmal, wenn er seinen „Rekord" verbessern konnte, fühlte er sich als Sieger. Nie wird er seine Freude und seinen Stolz vergessen über jeden Fortschritt, den er gemacht hatte, z. B., als er selbst das erstemal wieder seine Kartoffeln kochen, einen schweren Gegenstand heben und wieder rudern konnte — alles das waren Etappen auf dem Wege zum Ziel. Auch vergißt er nie — wie er erzählt — was er empfand, als auf seiner zehn Kilometer langen Wanderung zur Stadt ein Auto ihn mitnehmen wollte und er erwidern konnte: „Nein, danke, ich bin froh, mit diesen Beinen gehen zu können!" — Oder seine Genugtuung, als er seiner Frau zum ersten Mal wieder das Brennholz hereintragen konnte und in den dankbaren Freudenschrei ausbrechen mußte: „Herr Gott, wie wunderbar!"

Obwohl Gunnar Bergström die Waldarbeit ganz ungewohnt war, kann er jetzt bei dieser sehr schweren Arbeit ungeheuer viel leisten. Um $^1/_2$5 Uhr morgens steht er auf, trinkt seinen Excelsiortrank, duscht, turnt, und bürstet seinen ganzen Körper mit einer gewöhnlichen Scheuerbürste. Dann kocht er seinen Kartoffelbrei und packt ihn ein, zusammen mit Milch, einem Butterbrot, einigen Rosinen und einem Liter Kräutertee. Um $^1/_2$6 Uhr fährt er mit dem Rad zehn Kilometer bis zu einer Sennhütte. Dort ruht er etwas und trinkt seinen Tee, ehe er die drei Kilometer zum Arbeitsplatz zu Fuß geht. Er arbeitet nun von sieben bis ein Uhr, ohne etwas anderes zu trinken oder zu essen als etwas Tee und Rosinen. Um ein Uhr findet er, daß er genug geschafft hat, und dies stimmt, denn er hat in dieser Zeit ja — wie oben erwähnt — einen reichlichen Tageslohn verdient. In der Sennhütte ißt er sein leichtes Mittagessen und dann hält er Mittagsruhe. Abends kommt die Rohkostmahlzeit mit einer großen Fülle von wilden Pflanzen. Im Sommer kann er bis zu 18 verschiedene Wildkräuter für eine Mahlzeit sammeln.

Dieses Beispiel ist eines unter vielen anderen, die ich selbst erleben durfte. Vieles können wir daraus lernen, vor allem, was es für einen Menschen bedeutet, wenn es ihm klar wird, daß er den Krankheiten nicht hilflos preisgegeben ist, sondern daß das Leben von ihm verlangt, sie zu besiegen — und daß es ihm auch die Waffen dazu gibt. Wie oft konnte ich diese Reaktion sogar bei Menschen beobachten, die sehr schwer krank waren, ja, die oft als hoffnungslos dem Tode preisgegeben angesehen wurden. Aus dem Gefühl heraus, daß man sie schonen müsse, hatte man — oft auf Anraten der Ärzte — ihnen die Wahrheit über ihre Lage verheimlicht. Und auch mir legte man nahe, nichts darüber zu sagen. Ich habe diese Bitte aber immer abgelehnt. Und wenn ich dann ruhig den Patienten die Wahrheit sagte, durfte ich noch *jedesmal* erleben, daß sie mir von ganzem Herzen dafür dankten. In ihren Augen durfte ich einen neuen Ausdruck des Ernstes und der Entschlossenheit lesen, und immer wieder sagten ihre Worte mir dasselbe: „Jetzt endlich wissen wir, wo wir stehen, und dann erst ist es wert zu kämpfen." Ungewißheit macht unsicher, aber eine wenn auch noch so schwere Gewißheit schenkt Kraft. Das Gefühl, daß man sich für etwas einsetzen muß, und daß es *Wert* hat, sich einzusetzen, läßt den Menschen reifen und wachsen.

III

Heilerfolge und gesteigerte Leistungsfähigkeit

Es gibt noch eine andere Kategorie von Menschen, die innerlich reif dazu geworden sind, mit den alten Gewohnheiten und Vorstellungen zu brechen und den neuen Weg zur Gesundung einzuschlagen. In ihrem Unterbewußtsein schlummerte schon das Verständnis für die neuen Gedanken, für die neue Gesundheitsschau. Sie selbst ahnten nichts von den Vorbereitungsprozessen, die diese Bereitschaft hervorgerufen hatte, so schmerzlich in den meisten Fällen diese Prozesse auch gewesen waren. Durch schwere Krankheiten und immer neue Enttäuschungen hatten sie ihr Vertrauen auf die ärztliche Kunst und die Hoffnung auf Genesung verloren. Wie in eine Sackgasse getrieben hatten sie nach einem letzten Ausweg gesucht. Der Zweifel an der Richtigkeit der üblichen Heilmethoden hatte sie frei gemacht, das Neue zu empfangen, ihnen den Mut gegeben, sich ganz dafür einzusetzen.

Es bedurfte nur eines kleinen Anstoßes — eines Vortrages über neuzeitliche Ernährung und Lebensführung oder einer aufklärenden Schrift — und plötzlich hatten sie das Gefühl, als würde ihnen eine Binde von den Augen gerissen. Sie sahen plötzlich die Fragen und die Rätsel, die sie so gequält hatten, in einem neuen Licht, das ihre Hoffnung wieder erweckte. Eine zähe Entschlossenheit wurde in ihnen wach, durchzuhalten, was es auch kosten würde. In vielen Fällen gingen sie mit jubelnder Begeisterung ans Werk, ihre Gesundheit neu aufzubauen.

Das Leben bekam wieder einen Sinn, ein Ziel und wurde dadurch „lebenswert". Der große Wendepunkt war endlich da — herangereift in Monaten und Jahren des Leidens. Das wachgerufene Verständnis für die Naturgesetze, der Wille, der Mut und die Ausdauer haben dann Wunder wirken können — ohne daß äußere Hilfe notwendig war.

Eine glückliche Familie

Ich will hier von einem schwer heimgesuchten kinderlosen Ehepaar erzählen, das durch eine Umstellung auf Waerlandkost gesund und glücklich wurde.

Dreizehn Jahre waren die beiden kränkelnden Menschen schon verheiratet, dreizehn Jahre hatten sie sich vergeblich nach Kindern gesehnt — allmählich hatten sie die Hoffnung aufgegeben, daß ihr heißer Wunsch in Erfüllung gehen würde.

Der Mann, Martin Gustafsson, Textilarbeiter in einem schwedischen Städtchen, war schon seit seinem 6. Lebensjahr — nach einer Pockenimpfung — leidend. Durch große Energie und Ausdauer war es ihm trotzdem gelungen, in seinen jüngeren Jahren Sportler zu werden. Er hat sogar Preise im Skilauf und Waldlauf erobert. Dann bekam er rheumatisches Fieber und wurde damit zum Invaliden, der nur zur Not seiner Erwerbsarbeit nachgehen konnte. Heute wäre er wahrscheinlich nicht mehr am Leben, wenn er nicht im Jahre 1944 einen Vortrag von Are Waerland gehört hätte. Dieser Vortrag wurde zum Wendepunkt in seinem Leben. Voll von neuen Entschlüssen ging er an diesem Abend nach Hause, stellte den Kaffeetopf für immer weg und warf Pfeife und Tabakvorrat auf den Kehrichthaufen. Sein Versprechen, nie mehr solchen Lastern zu frönen, hat er treu gehalten. Am nächsten Tag stellte er seine Kost und Lebensführung gänzlich um.

Nach der Kostumlegung fühlte er sich zuerst gar nicht gut und nahm katastrophal ab. Seine Arbeitskameraden glaubten, er sei verrückt geworden und müsse bald ganz zusammenklappen. Aber er ließ sich nicht irremachen und hielt tapfer durch. Eines Tages kam der Aufstieg und sein Zustand besserte sich zusehends. Heute sind als Folge seines ehemaligen Leidens nur einige kleine Verdickungen an den Fingerknöcheln geblieben.

Er hatte es zuerst schwer, seine Frau Mildred von den Vorzügen der neuen Kost zu überzeugen. Dabei war sie gesundheitlich noch schlechter daran als er selbst. Seit ihrem 11. Lebensjahr hatte sie abwechselnd an blutendem oder trockenem Magengeschwür gelitten. Bis zu ihrem 28. Lebensjahr gab es für sie nur strenge „Schonkost“, d. h. natürlich eine ganz „tote“ Kost von weißem Brot, Kalbfleisch, Fisch und dergleichen. Aber trotz dieser „Schonung“ der wunden Schleimhäute hatte sie wahnsinnige Schmerzen. Dem Röntgenbefund nach schien ihr Fall hoffnungslos. *Ihr Magen war so schwer betroffen, daß eine Operation zwecklos war.* In schlaflosen Nächten verschlang sie große Mengen von Bikarbonat und Magnesium. Diese Chemikalien konnten ihr nur vorübergehend Linderung verschaffen, die zudem illusorisch wurde, weil sie gleichzeitig die dünnen wunden Schleimhäute zerfraßen. Die Ärzte standen machtlos vor ihrer Krankheit.

Dank seiner angeborenen Ausdauer brachte Martin Gustafsson es schließlich fertig, seine Frau zu überzeugen und eines Tages machte sie den kühnen Versuch, unmittelbar zur lebendigen Grobkost überzugehen. Das Experiment hätte schlecht ausfallen können, da sie keine Ahnung davon hatte, wie man den Übergang vorsichtig gestaltet. Sie nahm ohne weiteres die normale Rohkost ein und es war ein Wunder, daß sie diese Gewaltmaßnahme überlebte. Natürlich mußte sie zunächst eine ungeheuer schwere Zeit durchmachen, in der sie die ganze Stütze und das Beispiel ihres Mannes brauchte, um standzuhalten. Vier lange mühsame Jahre vergingen, ehe ihre zerschundenen Darmschleimhäute und die Magengeschwüre geheilt waren. Die Röntgenuntersuchung zeigte jetzt nicht einmal mehr eine Narbe der wunden Stellen.

Frau Mildred war jetzt nicht nur völlig gesund, sie wurde eines Tages auch schwanger — und das, nachdem sie sich 13 Jahre lang nach Kindern gesehnt hatte. Was ihr solange gefehlt hatte: Gesundheit, Eheglück und Mutterglück, das sollte sie nun durch ihre Kostumstellung erhalten.

Die beiden gesunden Buben, Kjell und Lars Göran, die ihr geschenkt wurden, sind eifrige Rohköstler mit einem fabelhaften Appetit und mit blendend weißen Zähnen, die niemals mit Zukkerwaren, ja nicht einmal mit einer Zahnbürste in Berührung kamen. Braungebrannt tollen sie um das Ferienhäuschen herum, das der Vater in freien Stunden mit eigenen Händen zehn Kilometer von der Stadt auf einem bewaldeten Hügel gebaut hat.

Vier Jahre lang hatte er, der früher kaum seine Erwerbsarbeit bewältigen konnte, nach Arbeitsschluß noch bis 11 Uhr abends schwere Steine zum Bau geschleppt und zusammengefügt, geschreinert und gehämmert, bis das hübsche Häuschen fertig stand. Dann war er auf seinem Motorrad nach Hause gebraust, um sich nach einigen Stunden tiefen Schlafes um 3.30 Uhr morgens einen Extraverdienst durch Zeitungsverteilen zu verschaffen. Jeden Morgen hat er 350 Zeitungen ausgetragen und sich damit die fehlenden Gelder für den Hausbau erarbeitet.

Ist das nicht ein herrlicher Beweis dafür, welche Arbeitskapazität man durch Waerlandkost bekommt? — Wie groß das Regenerationsvermögen des Körpers ist, das man durch diese Kost erhält, hat er auch bewiesen, und zwar, als er um die Weihnachtszeit 1955 von einem Auto umgeworfen wurde, sich den Kiefer zerschlug und sieben Zähne verlor — und als nach einer Woche zum großen Erstaunen des Zahnarztes die Wunden geheilt waren. Ein solches Heilungsvermögen hatte dieser noch nicht erlebt.

„Ich komme mir wie neugeboren vor", sagte Frau Mildred, „jetzt, wo ich schlafen kann, wo ich die Schmerzen los bin und wieder Freude am Essen habe! — Und vor allem bin ich so unendlich dankbar und froh über meine beiden Jungen!"

Wie er seine Tuberkulose besiegte, erzählte der junge Schwede *Olle Wahlberg* in der schwedischen Waerland-Zeitschrift „Gesundheit". Ich will seinen Bericht kurz wiedergeben.

Der Auftakt zu seiner Leidensgeschichte war ein Unfall, den er mit neun Jahren erlitt. Von einem schweren Tritt eines „bösen" Jungen getroffen, stürzte er jäh eine Treppe hinunter. Lange blieb er unten auf dem Absatz liegen, laut nach Hilfe schreiend. Es dauerte aber eine Weile, bis ein Nachbar kam und Olle zum Arzt gebracht wurde. Nach einer flüchtigen Untersuchung stellte dieser fest, daß trotz heftiger Schmerzen im Unterleib weder die Geschlechts- noch andere Organe Schaden erlitten hätten. Er meinte, daß die Schmerzen des Kleinen durch warme Wickel bald behoben sein würden, und daß er wie gewöhnlich die Schule besuchen könnte.

Die Schmerzen wollten jedoch nicht nachlassen und nach 2 bis 3 Wochen mußte die Mutter ihn ins Spital bringen. Sie war beunruhigt, weil ihn nach dem Essen besonders starke Schmerzen in der rechten Nierengegend quälten. Im großen Serafimer Spital in Stockholm wurde festgestellt, daß Olles Prostatadrüse und eine Niere von Tuberkulose infiziert und die Niere so schwer angegriffen war, daß sie entfernt werden müßte, um das Leben des Jungen zu retten.

Als Olle sich nach der Operation etwas erholt hatte und wieder in die Schule ging, kam er unter naturliebende Kameraden, die gerne ausgedehnte Wanderungen machten. Das war seine Rettung, denn viel Bewegung in frischer Luft war bei seiner Veranlagung zu Tuberkulose gerade das Richtige. Es folgten nun Jahre, wo er sich frisch und gesund fühlte.

Nach der Schule lockten ihn Fahrten in fremde Länder, und er ging zur See. Als er 21 Jahre alt war, mußte er seinen Wehrdienst machen, konnte aber auf die Dauer das ungesunde Essen in der Kantine nicht vertragen und im letzten (zwölften) Monat seines Dienstes fingen Schmerzen im Unterleib an, die sich immer mehr steigerten. In einem Spital in Stockholm wurde ein Rückfall des Prostataleidens festgestellt. Jetzt mußte er viele Monate in verschiedenen Spitälern verbringen, ehe er so weit hergestellt war, daß er wieder leichte Arbeiten ausführen konnte. Es dauerte aber nur ein halbes Jahr, und wieder erkrankte er, diesmal an einer schweren Lungenblutung, und mußte in ein Lungensanatorium eingeliefert werden.

Zum Glück hatte seine Vorliebe für Bewegung in frischer Luft und Abhärtung seine Widerstandskraft immer wieder gestärkt. Sonst wäre er viel schlimmer dran gewesen.

Im Sanatorium wurde er natürlich mit den gewöhnlichen schulmedizinischen Methoden, darunter PAS und Penicillin, behandelt.

Zwar war er bettlägerig, aber schon nach einem Monat fing er aus eigenem Antrieb — von gesundem Instinkt geleitet — an, heimlich im Bett Gymnastik zu treiben und fühlte sich davon sehr erfrischt. Zum Erstaunen der Ärzte erholte er sich schnell und war nach fünf Monaten soweit hergestellt, daß er das Krankenhaus verlassen konnte.

Bis jetzt hatte er nichts vom Waerlandsystem gehört, aber Rohkost liebte er seit jeher und hatte immer versucht, so viel wie möglich davon zu bekommen. Das war ihm bis jezt nur zum Teil gelungen, aber nach dem Ausscheiden aus dem Sanatorium stellte er sich ganz auf Rohkost um. Er nahm deswegen seine Mahlzeiten immer im Waerlandrestaurant in Stockholm ein. Außerdem sorgte er für viel frische Luft, legte sich abends um 8 oder 9 Uhr schlafen und stand morgens in aller Herrgottsfrühe auf, um reichlich Zeit für sein abhärtendes Freiluftleben zu haben.

Sein Allgemeinzustand, sowohl physisch wie psychisch, besserte sich immer mehr. Die ärztlichen Untersuchungen der letzten Jahre bestätigen, daß er vollkommen gesund ist. Die Rente, die ihm als Kranken zukam, wurde ihm im Mai 1956 entzogen, ein erfreulicher Beweis für seine Gesundung.

Im Sommer darauf nahm er am ersten Kurs in Kiholm teil. Die Kost und Lebensführung, die dort gelehrt wurde, war ihm zwar nicht mehr neu, aber er konnte doch das eine oder andere dazulernen. Seine gesunde Vernunft und sein Hang zum Natürlichen hatten ihm schon den Weg gezeigt, den auch wir gehen, den einzigen, der zu dauerhafter Gesundheit führt, nämlich eine naturgemäße biologische Kost und eine Lebensweise mit viel Bewegung in frischer Luft.

Wer kann, der mache es ihm nach!

Ich möchte Sie, meine Leser mit *Per Eric Pärpe* aus Kvarnholmen bei Stockholm bekannt machen. Vor der Kostumlegung mit 25 Jahren ein schwerkranker Mensch, ist er jetzt mit 55 Jahren ein Wunder an Vitalität, Energie und Arbeitskapazität, ein Mensch, der das scheinbar Unmögliche fertigbringt. Lassen Sie mich erzählen.

Im Jahre 1926 heiratete er eine Frau, die es sehr gut verstand, eine sogenannte „Feinschmecker"-Kost zuzubereiten. Durch alle ihre leckeren Speisen wurde seine Gesundheit allmählich untergraben. Vier Jahre nach der Eheschließung waren seine Verdauungsorgane krank, ständig litt er an Magenbeschwerden und Übersäuerung. Acht Jahre lang hatte er Nierenblutungen und mußte immer wieder längere Perioden hindurch zu Bett liegen, entweder zu Hause oder im Krankenhaus. Schließlich wurde sein Leiden von den Ärzten als unheilbar erklärt. Bei seinem letzten Krankenhausaufenthalt wegen eines Nierenanfalles fand man im Nierenbecken große Arterienverkalkungen.

Auch ihm wurde der Übergang zur Waerlandkost eine Rettung aus dem Krankheitselend. Er fand dabei den Weg zu einer vorbildlichen Gesundheit. Regelmäßig läßt er sich ärztlich untersuchen und jedesmal wird festgestellt, daß er in strahlender Verfassung ist. In den vielen Jahren seit der Umstellung ist er nur eineinhalb Tage erkältet gewesen. Er hatte dabei einen Tag hohes Fieber, das aber ebenso schnell wieder verschwand wie es gekommen war. Am nächsten Tage, sobald er fieberfrei war, ging er, nur in kurzen Shorts, in seinen Garten hinaus und arbeitete dort nach Herzenslust.

Das ganze Jahr über trägt er keine Kopfbedeckung, turnt jeden Morgen nackt und nimmt eine eiskalte Dusche.

Er ist fest überzeugt, daß die meisten Krankheiten, die jetzt dem Staat so große Ausgaben und Produktionsverluste verursachen, leicht abzuschaffen sind. Sie kosten Schweden im Jahr ungefähr 10 Milliarden Kronen, dabei beteiligen sich die Erkältungskrankheiten mit etwa 300 Millionen Kronen. Wenn nur jeder seinen Körper und dessen Möglichkeiten kennenlernen könnte, seinen Bedürfnissen und seiner Pflege Rechnung tragen und die für ihn richtige Kost und Lebensführung finden würde — natürlich im Rahmen des Waerlandsystems — dann könnten diese Kosten stark vermindert werden.

Per Eric Pärpe, jetzt als Vorsitzender treibende Kraft des „Reichsvereins gegen den Tabak", hat dank seiner neugewonnenen unglaublichen Arbeitskapazität in letzter Zeit etwas ganz Außerordentliches vollbracht.

Er ist der Mann, der hinter der großen Kampagne gegen den Tabakmißbrauch steht, die jetzt in Schweden so große Erfolge errungen hat.

Zuerst hat man durch eine gewaltige Aufklärungsarbeit — in der Presse, durch Vorträge und Kampfschriften, durch Vorlagen an die Regierungsmitglieder und Deputationen zu den Staatsräten — den Boden und die allgemeine Meinung bearbeitet. Als alles gut vorbereitet war, wurden im großen Saal des Stockholmer Konzerthauses eindrucksvolle Demonstrationstagungen gegen den Tabak inszeniert. Alle Kräfte des Landes, die sich in dieser Sache einig waren, wurden mobilisiert. Der Leiter des Radiuminstitutes (dessen Ärzteschaft und ganzes Personal durch die Aufklärung das Rauchen ganz eingestellt hat!), bekannte Herzspezialisten, Ärzte und Reichstagsabgeordnete treten dabei als Redner auf. Es werden so erschütternde Beweise für die katastrophalen Folgen des Rauchens vorgebracht, daß in der allgemeinen Einstellung zur Tabakfrage ein großer Umschwung eingetreten ist. Die zwei größten Erfolge der ersten Tagung waren, daß der Chef der schwedischen Medizinalbehörde sich als Mitglied im Antitabakverein anmeldete, und daß der große schwedische Tabaktrust es für angezeigt hielt, an seine ausländischen Lieferanten eine Aufforderung zu richten, vorläufig in Schweden jede Propaganda für Tabakwaren einzustellen. Neuerdings haben eine Anzahl hervorragende

Ärzte, darunter Nobelpreisträger, einen Antrag an die Regierung gestellt, große Beträge für einen staatlichen Feldzug gegen den Tabak freizumachen.

Wie gesagt, ist Per Eric Pärpe der Mann, der hinter diesen erstaunlichen Erfolgen steht. Die Quelle, aus welcher er seine ungewöhnliche Arbeitskapazität schöpft, ist die an aufbauenden Stoffen so reiche Kost.

Per Eric Pärpe glaubt felsenfest daran, daß er nur dieser Kost seine Leistungsfähigkeit verdankt.

Waerlandkost rettet sein Leben und ermöglicht seine Siege im Sport

Im Jahre 1940 bekam der Sportler *Nisse Öst* als Folge einer schweren Erkältung Tuberkulose in beiden Lungen. Ihm wurde dringend zu einem Sanatoriumsaufenthalt, eventuell zu einer Operation geraten. Aber Nisse Öst beurteilte seine Lage anders. Er nahm mit Are Waerland Kontakt auf, studierte seine Literatur und ging zu seinem Kostsystem über. Leute, die ihn damals sahen, konnten von einem vollkommen erschöpften Kranken erzählen, der sich vor Schwäche kaum auf den Beinen halten konnte. Aber dieser Kranke war von einer unbezähmbaren Energie beseelt. Zwischen den Stunden der Bettruhe schleppte er sich hinaus in die frische Luft und erweiterte Tag für Tag seine Spaziergänge. Nach einiger Zeit suchte er sich ein Quartier in den Bergen Mittelschwedens und setzte dort seine Übungen fort.

Seine Ausdauer und sein Glaube an die neue Lebensführung haben Früchte getragen. Die Besserung ging zwar langsam, aber stetig vorwärts. Nie ließ er den Mut sinken und nie bereute er seinen Entschluß, der Schulmedizin den Rücken gekehrt zu haben. Schon bei früheren Krankheiten hatte er in den Heilanstalten zuviel hinter die Kulissen gesehen und hatte miterlebt, wie junge Menschen dort immer mehr dahinsiechten. Ein starker natürlicher

Instinkt zwang ihn, seine Heilung draußen in der freien Natur bei Bewegung und gesunder Kost zu suchen. Und als er so Tag und Nacht in der kräftigenden frischen Luft lebte, durfte er erfahren, wie die Lebensflamme immer stärker und stärker loderte.

Mit 30 Jahren konnte er wieder Sport treiben und Meisterschaften erobern. Seinen größten Sieg errang er am 4. März 1956, als er die schwedische Meisterschaft im Ski-Orientierungslauf gewann. In stockdunkler Nacht brachte er es fertig, bei Neuschnee im Laufe von fünf Stunden eine Strecke von 60 Kilometern durch waldiges und unwegsames Gelände zurückzulegen und dabei zehn Kontrollstellen zu passieren.

Sportkritiker haben seine Leistung als die schönste des Jahres bezeichnet. Er wurde ein „medizinisches Wunder" genannt. Daß er gerade seinen 40. Geburtstag gefeiert hatte, erhöhte noch den Wert seiner Leistung.

Nisse Öst ist heute erster Sportleiter im Sportverband der Stadt Stockholm. Er hat dadurch eine große Aufgabe und sein Leben ist reich erfüllt. Alle seine Jungens umfaßt er mit warmem, lebhaftem Interesse. Wenn er erfährt, daß einer von ihnen es schwer hat, dann sucht er ihn auf und versteht es immer, durch Eingehen auf den Betreffenden und ein frohes kameradschaftliches Wesen sein Vertrauen zu gewinnen. Wie viele junge Menschen haben durch sein Beispiel und seine Stütze den schlechten Weg, den sie eingeschlagen hatten, verlassen, um sich bessere Kameraden zu suchen und um im Sport einen gesunden Ausgleich für ihre jugendlichen Kräfte zu bekommen!

Auch Nisse Öst glaubt fest an die „Wunder"-Wirkung einer naturgemäßen Kost. Vor den Wettkämpfen und wenn er hart trainiert, nimmt er am liebsten nur Kartoffelbrei zu sich. Dieser — natürlich auf Waerlandart zubereitet — beschwert ihn in keiner Weise und hat auf ihn eine wunderbar kräftigende Wirkung, die lange anhält. Gleich nach der Mahlzeit kann er anstrengenden Sport treiben, ohne zu ermüden.

„Ich glaube an die Waerland-Lebensführung“, sagte er, „und ich weiß, daß sie die einzig richtige ist. Ohne sie könnte ich nichts leisten.“

(Eine ausführliche Schilderung seiner Krankheitsgeschichte und seines Sieges über die Krankheit brachten die „Waerland Monatshefte“, Verlagsgenossenschaft der Waerlandbewegung, Mannheim.)

NOCH EINIGE HEILUNGSBERICHTE

Wehruntauglicher wurde Flugoffizier

Die Rohkost heilte seinen Herzfehler — jetzt ist er Jagdflieger

„Ich ging zu Waerlandkost über, um überhaupt Flieger werden zu können", sagte der neue Fähnrich bei der Flugwaffe, der 24jährige Paul Johanson. Und trotzdem die Ärzte ihn wegen eines organischen Herzfehlers als untauglich zum Militärdienst zurückgestellt hatten, konnte er durch die Umstellung auf Waerlandkost seine Gesundheit so verbessern, daß er im Frühling 1953 die Kadettenschule in Uppsala mit guten Zeugnissen als Fähnrich verließ, um in die Tullinger Flugflottille einzutreten.

Er ist wahrscheinlich der erste Offizier bei der Flugwaffe, der konsequent nach Waerland lebt. Bei der Armee ist ja die Lage in dieser Hinsicht viel günstiger. Er ist ein lebendiges Beispiel dafür, daß die Waerlandkost nicht nur Gesundheit gibt, sondern daß man unter allen Verhältnissen, wie schwierig sie auch scheinen, diese Lebensführung beibehalten kann.

Ein Inserat gab ihm den Start ins neue Leben. Die Rubrik lautete: „Nie mehr krank". Dann kam die Frage: „Sind Sie krank? — Leben Sie in dem Fall nach folgenden Prinzipien, und Sie werden wahrscheinlich erleben dürfen, gesund zu werden." Er las diese Worte, ein Licht ging ihm auf, eine Hoffnung wurde entzündet. Sofort verschaffte er sich die Literatur — las — interessierte seine Mutter für die Sache — sie litt seit seiner Kindheit immer an schwerer Migräne — und stellte sich mit der ganzen Familie um. Ein halbes Jahr später sandte er ein Gesuch zur Luftwaffe, wurde daraufhin vier Tage physisch und psychisch untersucht, verbrachte 14 Tage in großer Erwartung, und dann .... „Vorausgesetzt, daß Sie Abitur gemacht haben, werden Sie als Offiziersaspirant bei der Flugwaffe angenommen. Nach späterer

Mitteilung bitte sich sofort bei der Kriegsflugschule in Ljungbyhed anzumelden." Also gesund!

Nur Zufall? Er erzählte selbst:

„ — Es sind jetzt fünf Jahre vergangen, seitdem ich die zivilisierte Kost verließ. Seitdem habe ich viele Erklärungen über meine so erstaunlich gebesserte Gesundheit gehört. Ärzte haben mir erklärt, daß ich überhaupt nie herzkrank war — eine Behauptung, die eine Beleidigung für ihre vielen Kollegen ist, die mich damals behandelten (es waren wohl ein Dutzend bekannte Herzspezialisten) und die mich auf alle mögliche Art und Weise untersuchten. Man hat mir auch erzählt, daß das ganze auf Einbildung beruhte. Und viele haben gemeint, es sei nur ein Zufall.

All right! Wir wollen es einen Zufall nennen, aber ist es dann immer ein Zufall, wenn kranke Menschen durch Übergang zur Waerlandkost ihre Krankheiten verlieren und gesund werden? Es wäre doch eigentümlich, wenn die Kostumlegung zufälligerweise immer wieder dieselben Folgen nach sich ziehen würde. (Meine Mutter z. B. verlor ein paar Monate nach der Kostumlegung die Migräne, die sie ein Leben lang gequält hatte). Es hat wirklich den Anschein, als ob man durch das Vermeiden einer gewissen Nahrung und das Einschalten einer naturnahen Kostform Einfluß über die Faktoren, die Gesundheit und Krankheit bestimmen, erreichen würde. Diese Behauptung scheint so glaubwürdig, daß man ernsthaft darauf bauen möchte. Jedenfalls muß man solche Umwege suchen, um nicht über die einfache Wahrheit zu stolpern."

In schwierigen Situationen griff er zum Fasten

Wie es wohl für ihn möglich war, immer die richtige Kost zu bekommen?

„Meist ging es sehr gut, dank den verständnisvollen Hausmüttern der Flugwaffe. Nur bei den Manövern mußte ich manchmal eine Fastenkur einschalten. Während eines Fluges nach Griechenland z. B. lebte ich 10 Tage nur von Trauben, denn meine einsitzige Jagdmaschine faßt nicht viel persönliches Reisegepäck außer der Zahnbürste.

Hier noch ein Beispiel, wie sich die Kost in meinem Beruf als Flieger bewährt hat: Jeder Flieger muß eine gewisse Probe durchmachen, um zu zeigen, wie er in großer Höhe auf den veränderten Luftdruck reagiert. Er muß sich in eine abgedichtete Kammer einsperren lassen, wo er es über sich ergehen lassen muß, daß die Luft allmählich immer mehr ausgepumpt wird, sodaß ein „Unterdruck" entsteht, ähnlich wie in den höheren Luftschichten.

„Man hat mir freundlich vorausgesagt, daß ich auseinanderplatzen würde als Waerlandist," erzählte Fähnrich Johansson. „Die Waerlandkost wäre ja dafür bekannt, blähend zu wirken, und wenn jetzt bald der Luftdruck außerhalb des Körpers viel schwächer werden würde als der Druck im Körper, dann würden die Körpergewebe nicht mehr diese innere Spannung aushalten, sondern einfach zerplatzen.

Mit schlecht verhehlter Neugier wurde ich während der Probe von einem 10 Jahre älteren Kameraden, der gleichzeitig mit mir eingesperrt war, beobachtet. Stetig zeigte der Luftdruckmesser, wie die Luft immer dünner wurde. Schon bei einem Luftdruck, der demjenigen in 10.000 Meter Höhe entsprach, mußten wir den Versuch abbrechen. Mein Kollege konnte nämlich nicht mehr seine entsetzlichen Bauchschmerzen ertragen. Ich aber hatte noch gar keine unangenehmen Empfindungen verspürt."

So schloß der junge Flieger strahlend seinen Bericht. Möge er noch lange der Welt ein Beispiel sein, wie man das, was man für richtig und gut hält, in jeder Lebenslage durchsetzen kann.

E. B. W./Lahn:

Ein arbeitsreiches Leben zwang mich, jegliche persönliche Rücksichtnahme aufzugeben, wodurch sich selbstverständlich körperliche Schäden bemerkbar machten, die ich mit Medikamenten zu beheben versuchte. Die Hilfe von mehreren Ärzten mußte in Anspruch genommen werden. Es war nicht nur eine akute Darmverstopfung eingetreten, sondern es zeigten sich auch überaus starke Ermüdungserscheinungen, die nur mit Hilfe eines sehr starken Willens überwunden werden konnten.

1945 kamen schwere seelische Erregungen dazu und eine zwangsmäßige Umstellung auf eine deprimierende, berufsfremde Arbeit. Ich überwand eine sehr starke Nervenstörung, hervorgerufen durch größte Rücksichtslosigkeit gegen meinen Körper in der Not des Alltags.

1949 bemerkte ich beim Baden, daß in der linken Brust sich eine verhärtete Stelle zeigte. Ein homöopathischer Arzt stellte eine Mastitis fest, eine sogenannte Verkrampfung, die beim Beginn der Wechseljahre aufritt. Er verschrieb mir homöopathische Mittel, die aber nur die klimakterischen Störungen besserten. Die Beurteilung des körperlichen Zustandes fiel schlecht aus, da ich bei erneuten Untersuchungen immer wieder angeben mußte, daß ich kurz vorher einer seelischen Erregung ausgesetzt gewesen war.

1951 war mein Zustand bereits so, daß ich nur mit größter Mühe meinen täglichen Pflichten gerecht werden konnte, ich fühlte mich sterbenselend und konnte über meine Körperverfassung mit niemanden reden, da ich meine schwerkranken Eltern nicht mit neuen Sorgen belasten wollte.

Eines Tages jedoch faßte ich mir ein Herz und fragte den Arzt, welcher auch meinen Vater behandelte, um Rat. Dieser war Chirurg und riet mir zu einer sofortigen Operation der Brust, in der Hoffnung, daß es sich um eine gutartige Geschwulst handle. Während der Operation war er gezwungen, die Drüsen in der Achselhöhle auch zu entfernen, da dort kirschgroße Tochtergeschwülste bereits aufgetreten waren. Die pathologischen Untersuchungen der Gewebeschnitte ergaben, daß es sich um Carcinom, also Krebs handle. Deshalb wurde ich an die Universitätsklinik in Frankfurt überwiesen, um dort die erforderlichen Tiefenbestrahlungen zu bekommen. Der Oberarzt riet mir dringend, die sehr hohe Dosis, die erforderlich war, während einer längeren Zeitspanne geben zu lassen. Da mich aber zuhause schwerstkranke Eltern erwarteten und ich außerdem gezwungen war, in meinem Berufskreis auch diese schwere Erkrankung zu verschweigen, bat ich dringend, innerhalb einiger Wochen mir die ganze Dosis der Tiefenbestrahlungen zu geben.

Jeder Mensch, der diese Behandlung an sich erlebt hat, wird mir bestätigen, daß es wohl nichts schlimmeres gibt. Nur die seelische Einstellung zum Leben, zu seiner Aufgabe und das Durchdringen zu der Erkenntnis, daß dieses Schicksal gottgewollt ist, konnte mir die Kraft geben, zuhause angekommen die Pflege der Eltern wieder zu übernehmen. Nach 10 Tagen starb mein Vater und die Aufregungen des Alltags, bedingt auch durch Wohnungsfragen, gingen weiter. Die ärztliche Behandlung verlangte laufende Kontrolluntersuchungen, die ergaben, daß das Blut als immer noch erkrankt anzusehen war. Die großen Ermüdungszustände mußte ich eben wieder willensmäßig überwinden. Von Zeit zu Zeit konnte ich jedoch nicht mehr und bekam schwerste Migräne. Eine unsagbare Mutlosigkeit erfaßte mich. Ich bereitete mich innerlich darauf vor, jeden Tag mein Leben beenden zu müssen und betete darum, daß ich bei Wiederaufflackern der Krebserkrankung möglichst rasch erlöst würde.

Ein Jahr später traten starke Beschwerden im Unterleib auf. Die Untersuchungsbefunde ergaben Krebsverdacht. Es wurde mir geraten, eine Radikaloperation machen zu lassen. Da ich mich nicht dazu entschließen konnte — ich hatte zu Hause meine schwerkranke Mutter, die noch im gleichen Jahr starb — riet mir der Arzt, durch Tiefenbestrahlung die Tätigkeit der Keimdrüsen zu unterbinden. Auch dazu konnte ich mich nicht entschließen und deswegen wollte ich durch vollkommene Ernährungsumstellung wenigstens eine Linderung des Leidens zu erreichen versuchen.

Ich erhielt in der Klinik Rohkost-Ernährung und beschaffte mir Schriften über neuzeitliche Ernährungsauffassungen. Ich studierte die Ansichten von Bircher-Benner, Kollath, Hauser und

Are Waerland. Ich bestellte mir Schriften von Are Waerland und das Schicksal fügte es, daß die erste Nummer des Monats-Magazins von Are Waerland einen Aufsatz enthielt, in dem Ebba Waerland ihren Lebenslauf schilderte. Daraufhin entschloß ich mich, 100-prozentig die Waerlandideen an mir selbst auszuprobieren. Ich verpflegte mich ganz nach diesem System und berücksichtigte auch die Forderungen über die seelische Einstellung zum Leben.

Ein kurzer Aufenthalt in einem Waerlandheim half mir viel auf diesem Wege weiter, da ich dort auch Menschen kennen lernte, die auf der Suche nach einer neuen Lebensgestaltung sich entschlossen hatten, ganz nach Waerland zu leben. Mein Gesundheitszustand besserte sich so offensichtlich, daß ich diese Umwandlung wohl als Wunder bezeichnen kann. Die Migräne war vollständig verschwunden und auch Darmstörungen traten kaum mehr auf.

Im Frühjahr dieses Jahres war ich gezwungen, 8 Mitbewohner des Hauses zu pflegen, die plötzlich an einer schweren Grippe erkrankt waren. Ich als einzige bekam diese Grippe nicht, jedoch die Tag- und Nachtarbeit und die damit verbundenen seelischen Anstrengungen waren wohl für meinen kaum gesundeten Körper zu viel. Bei der folgenden Kontrolluntersuchung wurden Lungenverschattungen festgestellt und als Metastasenverdacht bezeichnet. Es wurde mir ein sofortiger Aufenthalt in 1000 Meter Höhe empfohlen, bevor weitere Entschlüsse gefaßt werden sollten. Ich verbrachte vier Wochen im Allgäu und ging anschließend 14 Tage wieder in ein Waerlandheim.

Are Waerlands Richtsatz, „daß alle Krankheiten durch Lebensführungsfehler bedingt sind“, gab mir den Mut, bei der folgenden Kontrolluntersuchung an der Universitätsklinik dem Oberarzt freudig zu sagen, daß ich hoffte durch richtige Lebensführung nach dem Prinzip von Are Waerland die Krebsgefahr in mir zu überwinden. Die Röntgenuntersuchung zeigte, daß die Verschattung sehr stark zurückgegangen war, sodaß der Oberarzt mich erst nach drei Monaten wieder bestellte, während vorher eine 3—4-wöchentliche Kontrolluntersuchung erforderlich gewesen war.

Ich möchte vor allem Ebba Waerland danken, daß sie und Are Waerland in unermüdlicher, jahrzehntelanger Arbeit so vielen leidenden Menschen geholfen haben. Es ist mir selbstverständlich, daß ich meine Dankbarkeit auch unter Beweis stellen werde und jederzeit bereit bin, anderen kranken Menschen meine persönlichen Lebenserfahrungen zu übermitteln und sie bei der Suche nach einem neuen Lebensweg zu unterstützen.

Bericht von einem Geheilten

Ich komme, um Ihnen zu danken — aber wie soll ich nur Worte finden, um Ihnen meinen Dank auszudrücken dafür, daß ich durch Ihre Lebensweise ein ganz neues Leben und eine ganz neue Gesundheit erhalten habe?

Früher war das Leben nur eine Qual und ich wurde immer hoffnungsloser, niemand konnte mir helfen. Immer tiefer sank ich in den Morast der verschiedenen Krankheiten und ich sah überhaupt keinen Ausweg mehr.

Dann fielen mir Ihre Bücher in die Hände. Ein Freund hatte mich darauf aufmerksam gemacht und als ich diese Schriften las, da fiel es wie ein lichter Strahl auf meinen Weg und ich dachte, daß hier vielleicht die Rettung zu finden sei. Ich stellte meine Kost und Lebensweise um nach Ihren Vorschriften, nie kann ich Ihnen die Erlebnisse der folgenden Wochen schildern. Es war alles wie ein Wunder. Schon nach drei Wochen war mein ganzes Leben verändert und die Krankheiten fielen von mir ab, eine nach der anderen. Ich konnte das gar nicht erfassen. So viele Leiden hatten mich gequält und jetzt verschwanden sie alle.

Vor der Kostumstellung war ich von Nervenleiden, Schlaflosigkeit, nervösen Herzbeschwerden und Atembeschwerden, von Gelenk- und Muskelrheumatismus, Leber- und Nierenschmerzen,

Durchfall und Verstopfung geplagt worden. Ich hatte eine schwache Lunge, Magenleiden, Leistenbruch und eine Senkung, Wassererguß in beiden Knien, viel Zahnschmerzen und geschwollene Mandeln, starke Kopfschmerzen und Haarausfall.

Erst jetzt ist mein Leben wieder wert zu leben. Erst jetzt kann ich meine Arbeit glücklich erfüllen und vielleicht ist das allerschönste, daß ich auch meinen Mitmenschen helfen kann, den Weg zu finden, der mich selbst zur Gesundheit führte. H. K.

J. M., Linz: (Auszug) 28. Januar 1963

Vorerst will ich Ihnen mein Krankheitsbild bekanntgeben und zwar leide ich an *chronischem Gelenk- und Muskelrheumatismus, Arthritis seit 17 Jahren.* Ich wurde während dieser Zeit mit allen möglichen Mitteln der Schulmedizin behandelt, wie Schwefelbäder, Injektionskuren, schmerzstillenden Tabletten, Mandeloperation, Bestrahlungen usw., aber alles ohne Erfolg. Trotz dieser angewandten Therapien verschlechterte sich mein Zustand von Jahr zu Jahr. Ich mußte in den letzten Jahren dauernd schmerzstillende Tabletten nehmen, damit mir das Leben nicht vollkommen zur Hölle wurde. In den vergangenen zehn Jahren hatte ich achtmal schwere Gelenkentzündung in den Knien mit starken Ergüssen und Schwellungen, wobei ich selbstverständlich immer 4—6 Wochen arbeitsunfähig war.

Durch Zufall bin ich Ende 1961 auf einen Anhänger Ihrer Bewegung gestoßen, der dieselbe Krankheit hatte als ich und seit Anwendung Ihres Kostschemas vollkommen gesund ist. Mein erster Weg war die Beschaffung Ihrer aufklärenden Bücher und eine Kostumstellung. Ich stellte zu meiner Freude fest, daß ich nach 6 — 8 Monaten frei von Schmerzen war und daß auch die immer in den Monaten Oktober, November oder Dezember auftretende Kniegelenkentzündung im vergangenen Jahr zu meinem Erstaunen ausblieb.

Im Zuge meines Berufes bin ich viel geschäftlich unterwegs und komme so 1—2mal wöchentlich nicht nach Hause zum Essen, sondern bin gezwungen in Gaststätten, wo gewöhnliche Kost gegeben wird, zu essen. Das praktizierte ich auch vergangenes Jahr und es ging gut, ich wurde trotzdem gesund. Leider mußte ich aber im vergangenen Dezember viel in Wien sein, dann kamen Einladungen zu den Weihnachtsfeiertagen teils geschäftlicher, teils privater Natur dazu, sodaß ich mich von 31 Tagen dieses Monats an 18 Tagen von normaler Kost ernähren mußte. Durch die dadurch von neuem aufgetretene Übersäuerung — so nehme ich an — bekam ich im Januar wieder die Entzündung im Kniegelenk. Ich nahm aber keinen Arzt, sondern fastete 10 Tage nach Ihrer Therapie (esse selbstverständlich seitdem Waerlandkost), und habe erreicht, daß ich nach zehn Tage Fasten schon mit dem Stock kurze Strecken gehen kann und schmerzlos bin. Bei Behandlung durch die Schulmedizin kam ich immer erst nach 25 Tagen zum Gehen, natürlich verbunden mit sehr großen Schmerzen. Mir wurde durch die Tatsache der abermals eingetretenen Kniegelenkentzündung klar, daß mein Körper äußerst empfindlich auf Übersäuerung reagiert. — Von der Richtigkeit Ihres zur Heilung der verschiedensten Krankheiten notwendigen Ernährungsschemas bin ich fest überzeugt. J. M., Linz

IV

Heilberichte aus Dr. Röhlings Praxis

Einer der allerersten Ärzte, die sich in Deutschland unserem System anschlossen, ist der bekannte Dr. Erich Röhling in Mittenwald. Sein unter großen Mühen und Opfern neugebautes vorbildliches Sanatorium ist eine der stärksten Stützen des Waerlandsystems in Deutschland, ein Zufluchtsort auch für Schwerkranke, die dort die beste Pflege und Betreuung finden.

Wie wichtig es ist, daß der Arzt aus Erfahrung am eigenen Körper den Wert der Rohkost, der richtigen Zusammenstellung der einzelnen Nahrungsstoffe und der richtigen Lebensführung überhaupt kennt, das geht aus den Schilderungen hervor, die in sachlicher Kürze folgen. Sie werden nur die wesentlichen Punkte aufzeigen, aber den ungeheuren Vorteil einer gesunden Lebensführung und richtigen Kost, eben der Durchführung des Waerland-Systems an den Patienten, erkennen lassen. Anhand seiner Patienten-Kartei berichtet Dr. Röhling selbst über einige Fälle.

Rettung vor Schilddrüsen-Operation

Frau A. T., geb. 12. 4. 1897, kam am 20. 2. 1957 zum ersten Mal in meine Sprechstunde. Die Patientin litt an hochgradiger Erregbarkeit mit Herz- und Kreislaufbeschwerden und klagte vor allem über ständigen Druck am Hals. Schon die geringste Anstrengung verursachte ihr starkes Herzklopfen und Schweißausbrüche. Es zeigte sich eine erhebliche Vergrößerung der Schilddrüse, besonders des rechten Lappens. Das Gewicht der Patientin betrug 93 kg, der Blutdruck 180/90 mm Hg.

Der behandelnde Facharzt hatte vor kurzem dringendst eine Struma-(Schilddrüsen)-Operation vorgeschlagen, der Operationstag war auch bereits festgesetzt. Aber auf meinen Einfluß hin wurde die Operation zunächst hinausgeschoben und die Patientin begann mit Waerlandkost. Bereits nach vier Wochen konnte man allgemeine Besserung feststellen und besonders der Druck der Schilddrüse hatte nachgelassen. Ich empfahl daraufhin Frau T. eine Aufnahme in meinem Sanatorium, die auch am 9. 4. 1957 erfolgte. Hier fastete sie sofort zehn Tage mit basischen Fastengetränken, d. h. sie erhielt reichlich Wurzelsäfte und Kartoffelwasser, Gemüsebrühe und Sauerkrautwasser. Die Laboruntersuchungen, welche am 12. 4. vorgenommen wurden, zeigten leichte Blutarmut, starke Verminderung der weißen Blutkörperchen auf 3000 (der Normalwert ist 5500), die Lymphozyten betrugen 46% (Normalwert 20 bis 30%). Die Blutsenkung war auf 18/34 erhöht (Normalwert 2/4), der Blutzucker mit 95 mg% vermindert und die Leberleistung war auf 70% herabgesetzt.

Frau T. überstand ihre Fastentage, die durch tägliches Liegen im Freien unterstützt wurden, ausgezeichnet. Nach vier Aufbautagen wurde zweimal täglich Rohkost gegeben. Die stark übergewichtige Patientin hatte durch die Fastenkur sechs Kilogramm abgenommen. Vor der Umstellung auf Waerlandkost hatte sie kaum schlafen können und mußte immer gerade auf dem Rücken liegen. Bereits bei der Aufnahme sagte sie mir, daß sie jetzt sowohl auf der rechten wie auf der linken Seite schlafen konnte, ihre Kreislaufstörungen seien viel besser geworden. Ihr Stuhl, der vorher unregelmäßig war, normalisierte sich auf ein- bis zweimal täglich. Die Patientin berichtete mir außerdem, daß Gallengrieß abgegangen wäre.

Im Verlauf der vierten Woche ihres Kuraufenthalts war das bis dahin ständig vorhandene Druck- und Spannungsgefühl der Schilddrüse völlig verschwunden. Eine Schlußuntersuchung ergab die folgenden sehr bemerkenswerten Resultate:

Der Blutdruck der Patientin betrug 155/80 mm Hg, der Puls war mit 76 Schlägen pro Minute normalisiert. Die vorher erhebliche Schwellung des rechten Schilddrüsenlappens war verschwunden, ebenso daher auch das lästige Druckgefühl; der Kreislauf war normalisiert. Die Blutarmut war mit 90% als normal zu bezeichnen, die Zahl der weißen Blutkörperchen war auf 5000 (nahezu

Normalwert) angestiegen, die Zahl der Lymphozyten auf 32% gesunken. Ganz besonders hervorzuheben ist die völlig normale Blutsenkung, nämlich 1/2 mm, und das Ansteigen der Leberleistung von 70 auf 90%. Der Blutzuckerwert hatte sich auf 125 mg% (normal) eingestellt.

Die Patientin konnte daher am 21. 5., nach 42tägigem Aufenthalt, in beschwerdefreiem Zustand und guter Stimmung entlassen werden. Immer wieder betonte die Sechzigjährige, wie glücklich sie wäre, durch die Waerlandkost vor der immerhin heiklen Operation bewahrt geblieben zu sein.

Schwere Herz- und Kreislaufstörung, Fettsucht

Am 11. 3. 1957 wurde Herr A. T., geb. 6. 5. 98, von seinen Angehörigen im Personenwagen zur Sprechstunde gebracht. Der Patient machte einen sehr leidenden Eindruck, die Gesichtsfarbe war gelbgrau, der Mann sehr hinfällig. Die Untersuchungen ergaben schwere Herz- und Kreislaufstörungen mit Atemnot bei geringster Anstrengung, so daß die Angehörigen sich größte Sorgen um ihn machten. Das Gewicht betrug 105,0 kg! Es wurde sofort die normale Waerlandkost verordnet und eine baldige Aufnahme in das Sanatorium empfohlen, die am 9. 4. 57 erfolgte. Der Blutzuckerwert betrug nur 70 mg% und die Leberleistung sogar *nur 50%!* Im Harn wurde Eiweiß gefunden und die Mengenuntersuchung nach Eßbach ergab einen Wert von ein Promille. Es wurde eine sofortige Fastenkur verordnet, die der Patient sieben Tage durchführte. Nach vier Tagen Aufbaukost erhielt er eine Kostanpassung, indem jeden zweiten Tag Rohkost — sowohl mittags wie abends — verabreicht wurde, um die Leber zu entlasten. Die täglichen Fettmengen wurden herabgesetzt und außerdem ein Nieren-Blasen-Tee verordnet. Der Patient wurde angehalten, seine Flüssigkeitsmengen langsam zu erhöhen und täglich zu steigernde Spaziergänge zu machen. Im Verlauf der vierten Woche besserte sich sein Gesamtzustand so zusehends, daß es den Mitpatienten auffiel und sie sich mit ihm darüber freuten.

Die am 17. 5. durchgeführten Labor-Untersuchungen zur Kontrolle zeigten außerordentliche Besserung. Die Leukozytenzahl war von 4000 auf 6200 normalisiert, der Blutzuckerwert von 70 auf 120 mg% gestiegen und die Leberleistung (Takata-Ara) von 50 auf 80% verbessert! Das war bei dem Alter des Patienten von 59 Jahren ein ganz besonderer Erfolg. — Die Eiweißmenge im Harn war von ein Promille auf $^1/_8$ Promille gefallen. Das Gewicht des Patienten betrug noch 97 kg, hatte sich also um 8,0 kg vermindert.

Der Patient verließ das Haus am 21. 5. völlig beschwerdefrei. Sowohl die Mitpatienten wie die Angehörigen staunten über seinen ausgezeichneten Gesundheitszustand. Er ist seitdem in seinem Handwerksberuf wieder voll arbeitsfähig. Während er vorher schwer depressiv und nicht in der Lage war, sein Geschäft weiterzuführen, fühlte er sich, wie er selbst sagte, nachher um zehn Jahre jünger, konnte wieder reisen und war in bester Stimmung.

Schweres Rheuma mit Deformationen

Frl. M. F., geb. 17. 4. 1918, kam am 19. 12. 1956 in mein Sanatorium zur stationären Aufnahme wegen schweren Rheumas. Sie hatte starke Deformationen und klagte über furchtbare Schmerzen. Das Rheuma hatte im Jahr 1952 mit einer Nackensteife begonnen, dann kam es zu Schwellung der Finger und der Füße mit starken Verbildungen. Bei jedem Schritt schmerzten die Füße derart, daß die Patientin nur noch mühsam mit dem Stock gehen konnte. Im Jahre 1954 waren die Mandeln herausgenommen worden; es trat aber keine Änderung des Leidens ein. Die Patientin mußte daher frühzeitig pensioniert werden.

Zu Beginn des Aufenthalts fastete die Patientin 12 Tage und reduzierte ihr Gewicht von 55,5 auf 52 kg. Es kam während des Fastens zu starken Reaktionen mit Verschlimmerung der Schmerzen. Die am 21. 12. 1956 vorgenommenen Labor-Untersuchungen zeigten starke Blutarmut von nur 62% Hämoglobin, bei 4 150 000

Erythrozyten. Die Blutsenkung war auf 22/38 erhöht und die Leber hatte nur eine Leistung von 60%! Der stark geschwächte Blutkreislauf zeigte einen Blutdruck von 122/80 mm Hg.

Der Kuraufenthalt der Patientin dauerte vom 19. 12. 1956 bis März 1957. Eine am 6. 2. 57 durchgeführte Laborkontrolle ergab einen Anstieg des Hämoglobin auf 75% und der Erythrozyten auf 4 680 000. Die Bewegungsschmerzen der Füße gingen ständig zurück und die Kraft der Hände wurde wesentlich gesteigert. Beide Hände, bei der Aufnahme erheblich geschwollen, waren viel schlanker geworden, die Knie waren gleichfalls beweglicher, so daß die Patientin anfing, kleinere Spaziergänge nahezu schmerzfrei auszuführen. Anfangs März verließ die Patientin in erheblich gebessertem Zustand und voller Dankbarkeit das Haus. Es wurde ihr die Weiterführung der Waerlandkost empfohlen und zwar an fünf Tagen der Woche die sogenannte Rheumakost, d. h. zweimal täglich eine basische Rohkostmahlzeit nach den Vorschriften des Waerlandsystems.

Zu meiner großen Überraschung und Freude erhielt ich Ende April eine Karte aus Griechenland mit der Mitteilung, daß die Patientin sich auf einer 16tägigen Studienreise befand. Sie beschrieb mit großer Begeisterung die weitere Heilung ihres Leidens. Es ist wirklich bemerkenswert, daß eine Frau, die noch im Dezember 1956 nur einige Meter am Stock gehen konnte, nach fünf Monaten eine anstrengende Studienreise durchführt, bei der sie viele Treppen zu steigen hatte und Aufstiege mitmachen mußte. Sie hat die bei der Besichtigung der griechischen Tempelbauten in Athen und Korinth nötigen Leistungen spielend bewältigt.

Fräulein F. kam Anfang September 1957 erneut in meine stationäre Behandlung und sah so gesund und frisch aus, daß die Hausangestellten und einige Patienten, die wiederum im Hause waren, sie voller Freude bewundernd begrüßten. Die vorgenommenen Kontrolluntersuchungen zeigten eine wesentliche Besserung der Blutsenkung, die jetzt nur noch 6/12 betrug. Die Leberleistung war von damals 60% auf 100% angestiegen, ein wirklich erstaunlicher Erfolg! Der Zusammenhang zwischen Störungen der Leber und Rheuma ist auch hier wieder besonders gut ersichtlich. Im Harnsatz wurden harnsaure Kristalle gefunden, die von dem noch anhaltenden Heilungsvorgang zeugten. Die Patientin hatte seit einigen Monaten beim Gehen überhaupt keine Schmerzen mehr, so daß sie jetzt Spaziergänge bis zwei Stunden täglich durchführen konnte. Die Schwellungen und Knoten an den Händen waren völlig verschwunden und die Patientin nahezu beschwerdefrei. Es wurde weiterhin Rheumakost verabreicht.

Die am 8. 10. 1957 durchgeführte Labor-Kontrolle ergab einen Hämoglobingehalt von 78% und einen Wert der Erythrozyten von 4 690 000. Die Leukozytenzahl betrug 6 000 und der bis dahin hohe Blutsenkungswert war auf $^{2}/_{3}$ völlig normalisiert. Die bei Kurbeginn vorhandenen Harnsäure-Kristalle im Harnsatz waren jetzt verschwunden. Die Deformierungen der Füße und Hände sind fortlaufend weiter zurückgegangen. Die Patientin ist somit von ihrem *als unheilbar bezeichneten* Rheuma geheilt! Sie wird im Sommer 1958 ihre Pensionierung rückgängig machen und ihren Beruf wieder ausüben.

Heilung von Psoriasis

Psoriasis (Schuppenflechte) ist eine der unangenehmsten und gleichzeitig am schwersten zu heilenden Krankheiten. Herr H. B., geb. am 24. 11. 1926, kam am 17. 7. 1956 in stationäre Aufnahme wegen seines erbarmungswürdigen Zustandes. Er hatte eine stark verbreitete Psoriasis an Oberkörper und Armen und dazu ein nässendes Ekzem an den Genitalien bis zum Gesäß. Dieses letztere Leiden war für den Patienten unbeschreiblich quälend und zwar schon seit Monaten, so daß er trotz zahlreicher Behandlungen völlig verzweifelt hierher kam.

Es wurde sofort eine strenge 14tägige Fastenkur durchgeführt und dann die Waerland-Ekzemkost gegeben. Bereits in der zweiten

Woche sah man eine langsam beginnende Abheilung des nässenden, klebrigen Ausschlags und im Laufe der dritten Woche eine Verkleinerung der Psoriasis. Natürlich besserte sich die ganze Stimmungslage des Patienten mit Fortschreiten des Gesundheitsprozesses erheblich.

Zur Unterstützung der Psoriasisbehandlung wurden wöchentlich zwei Sodabäder und ein Rosmarienbad verabreicht. Nach insgesamt 6 Wochen waren die Ausschläge abgeheilt und die Psoriasis weiterhin zurückgegangen. Der Patient war jetzt wieder in der Lage, Spaziergänge zu machen, was seit vielen Monaten unmöglich gewesen war. Als er ins Sanatorium kam, mußte er gebückt gehen, ja er konnte überhaupt kaum gehen wegen der dicken Verbände an den Genitalien; sechs Wochen später fühlte er sich durch die Abheilung wie neu geboren und die Lebenslust kam so spontan wieder in ihn, daß er sogar zum Tanzen ging. Dieses sehr verständliche Aufkommen der Lebensfreude war eine Reaktion auf die langen bitteren Monate mit einem unsagbar quälenden Leiden, das trotz vieler Behandlungen nicht weichen wollte, und die Tanzveranstaltungen, die er jetzt wieder besuchen konnte, waren das äußere Zeichen für ihn, daß das Leben ihn wieder aufgenommen hatte. — Am 21. 9. 1956 verließ er das Sanatorium, zur grenzenlosen Freude seiner Mutter, in gesundem, arbeitsfähigem Zustand.

Am 21. 1. 1957 schrieb mir Herr B.: „Gesundheitlich bin ich sehr zufrieden, lebe streng nach Waerland und gehe regelmäßig in die Sauna (!). Bin ich nicht ein Patient, der die guten Ratschläge behält?“.

Ich habe den Patienten Ostern 1957, als er sich urlaubshalber in Mittenwald aufhielt und bei mir die Waerlandkost einnahm, wiedergesehen und zu meiner großen Freude feststellen können, daß sowohl das quälende große nässende Ekzem als auch die Psoriasis völlig abgeheilt geblieben waren.

«Unheilbare» Psoriasis seit 18 Jahren, in vier Wochen geheilt!

Fräulein G. E., geb. 27. 9. 1926, kam am 16. 6. 1952 in meine Behandlung mit einer hochgradigen, seit 18 Jahren (!) bestehenden Psoriasis, die den ganzen Körper klein- und großflächig von der Kopfhaut bis zu den Unterschenkeln bedeckte; die Finger waren mit Verbänden umwickelt, das Gesicht entstellt, das junge Mädchen völlig verzweifelt. Keine Behandlung war bisher von Nutzen gewesen, und die Patientin hatte fast die Hoffnung aufgegeben, daß man ihr noch helfen könne, hatte sie doch auch von den Ärzten gehört, daß ihr Fall unheilbar wäre.

Ich ließ die Patientin sofort zehn Tage fasten und gab nach vier Tagen Übergangskost die Waerland-Ekzemkost. Am 18. Tag nach Kurbeginn wurden die großen Psoriasis-Stellen kleiner und flacher, und nach genau 28 Tagen war die Patientin völlig geheilt!! Sie schrieb beim Abschied am 14. 7. die folgenden Worte ins Gästebuch: „Während meines vierwöchentlichen Kuraufenthaltes im Haus am Lärchenhang wurde ich durch die Waerlandkost von einer langjährigen Psoriasis völlig geheilt. Herrn Dr. Röhling und seinen Mitarbeitern meinen herzlichsten Dank. G.E."

Die Patientin, die in einer Ersatzkasse versichert war, sollte ursprünglich ein Vertragserholungsheim aufsuchen, lehnte dies aber strikt ab, weil sie einmal die Waerlandmethode versuchen wollte. Aber erst nach langem verzweifeltem Kampf bekam sie einen kleinen Kur-Zuschuß für ein Haus mit Waerlandkost. Nach einem Jahr waren bei Fortführung der Waerlandkost geringfügige Rückfälle in der Form aufgetreten, daß an den Ellbogen und auf den Kniescheiben zweimarkstückgroße Psoriasisstellen erschienen waren. Als die Patientin nun erneut zu ihrer Krankenkasse ging, um wieder in ein Waerlandheim zu kommen, bekam sie sofort einen Zuschuß von 12 DM täglich für eine Vierwochenkur in einem Waerlandheim! Die Patientin wurde am 28. 7. 1953 aufgenommen und fastete erneut zehn Tage. Nach drei Wochen waren die erwähnten Stellen völlig abgeheilt und die Patientin konnte am 18. 8. 1953 vollkommen geheilt entlassen werden.

Im Herbst 1955 besuchte mich die Patientin mit ihrem Bräutigam anläßlich eines Ferienaufenthalts. Sie berichtete mir glückstrahlend, daß sie weiterhin ohne jeden Rückfall geblieben sei. Im Frühjahr 1956 erhielt ich ihre Vermählungsanzeige.

Nässendes Ekzem, Kreislaufstörungen und Erschöpfung

Am 7. 2. 1957 kam Frau I. J., geb. 24. 8. 04, in stationäre Behandlung. Sie klagte über erhebliche Kreislaufstörungen mit sehr starken Erschöpfungs- und Ermüdungserscheinungen. Im Jahre 1950 war ihr die Gallenblase entfernt worden, 1952 die Tonsillen und 1954 der Blinddarm! Der Blutdruck betrug 117/82 mmHG, die Herztöne waren sehr leise, Gesicht und beide Unterarme waren stark geschwollen und zeigten ein nässendes Ekzem, welches, wie die Patientin angab, nach dem Ausstreuen eines Insektenmittels in ihrem Garten entstanden war. Besonders beteiligt waren auch die beiden Augenlider.

Die Laboruntersuchungen zeigten Anämie, 72% Hämoglobin und eine Verminderung der weißen Blutkörperchen auf 3 000. Die Zahl der Erythrozyten betrug 3 900 000. Die Lymphozytenzahl betrug statt 25 56 Prozent, und die Gallenfarbstoffe im Harnsediment waren vermindert. Ich verordnete eine sofortige Fastenkur von sechs Tagen, während welcher das Gewicht der Patientin von 82,5 auf 78,5 kg zurückging. Nach einigen Aufbautagen bekam sie die Waerland-Ekzemkost und zur Unterstützung der Kur verabreichte ich Rosmarienbäder und Bäder mit Neydhartinger Moor.

Nach 14tägiger Behandlung kam es für einige Tage zu einer sehr starken Verschlimmerung des nässenden Ekzems, aber im Laufe der vierten Woche setzte eine rapide Abheilung des Ekzems und der Schwellungen ein. Bei der Schlußuntersuchung am 8. 3. 57 ergab sich, daß das Hämoglobin auf 84% angestiegen war und die

Zahl der Erythrozyten sich auf 4 200 000 erhöht hatte. Die starken Ermüdungserscheinungen waren völlig verschwunden, so daß die Patientin beschwerdefrei und in bester seelischer Verfassung nach Hause entlassen werden konnte. Sie schrieb mir sechs Wochen später, daß ihre Herz- und Kreislaufstörungen völlig verschwunden seien und sie die körperlichen Arbeiten in Haus und Garten wieder aufgenommen hatte. Frau J. bedankte sich herzlich für die erfolgreiche Kur und teilte mit, daß sie selbstverständlich auch weiterhin streng die Waerlandkost durchführen werde.

Kreislaufstörungen, Zuckerkrankheit

Herr E. L., geb. 2. 9. 1880, also 76 Jahre alt, kam am 5. 5. 57 in meine Sprechstunde. Wie er und seine Ehefrau angaben, litt er seit Weihnachten 1956 an solch starken Ermüdungserscheinungen, daß er abends am Tisch regelmäßig einschlief. Er wurde seitdem über sechs Monate lang mit Herz- und Kreislaufmitteln behandelt. Die am 7. 5. 1957 vorgenommenen Laboruntersuchungen ergaben einen Blutzuckergehalt von 380 (i. W. dreihundertachtzig!) mg% und einen Harnzuckerwert von 10%. Die Leberleistung betrug nur 70 mg% und die Lymphozyten waren auf 44% erhöht. Der Patient wollte Insulin, ich aber legte ihm nahe, sofort zu fasten. Ich wies ihn auf die Erfolge der Waerland-Therapie hin und konnte ihn überzeugen, daß man es zumindest versuchen müsse, ohne Insulin auszukommen. Daraufhin begann er sofort ein strenges Fasten. Die Kontrolluntersuchungen nach sieben Tagen (am 14. 5.) ergaben auf Grund zweier Zuckerproben, Nylander und Fehling, zuckerfreien Harn und der Blutzucker war auf 110 mg% (!) normalisiert. Das Fasten wurde nach 10 Tagen beendet und dann die erforderliche Waerland-Zuckerkost verabreicht. Die erneuten Kontrollen am 24. 5. zeigten so geringe Spuren von Zucker, daß sie im Polarimeter nicht meßbar waren. Der Blutzucker bei der Entlassung betrug 180 mg%. Alle subjektiven Beschwerden des Patienten waren beseitigt, sein großes Schlafbedürfnis und seine erheblichen Kreislaufstörungen, die zu

Kurbeginn vorlagen, waren völlig verschwunden, so daß täglich bis dreistündige Spaziergänge unternommen wurden. Wie ich vor sechs Wochen (im September 1957) hörte, ist Herr L. weiter arbeitsfähig. Er ist zwar schon seit zehn Jahren pensioniert, aber auf Grund seiner besonderen technischen Erfahrungen freiwillig in einem Industriebetrieb tätig. Er ist beschwerdefrei geblieben.

Zwei Schlaganfälle überwunden

Frau E. B., geb. 27. 8. 04, kam am 14. 1. 1957 in stationäre Behandlung. Sie hatte im August 1952 einen Schlaganfall gehabt, worauf die ganze linke Seite gelähmt und die Mundwinkel verschoben waren. Sie bekam daraufhin mehrere Aderlässe, die diese Folgen zunächst beseitigten. Aber im Oktober 1954 kam der zweite Schlaganfall, der diesmal viel intensiver war. Wieder war die linke Seite völlig gelähmt, und nun mußte die Patientin sechs Monate im Bett liegen.

Bei der Aufnahme betrug der Blutdruck 210/110 mmHG, das Gewicht 80 kg. Die am 15. 1. durchgeführten Laboruntersuchungen ergaben eine Erythrozytenzahl von 5 200 000 bei 88% Hämoglobin, eine Leukozytenzahl von nur 4 800, Lymphozyten auf 46% erhöht, die Leberleistung war 80%. Es wurde eine Fastenkur angesetzt, die 11 Tage durchgeführt wurde. Nach dieser Fastenkur, bei welcher sehr auf tägliche Liegekur geachtet wurde, betrug das Gewicht noch 74 kg, der Blutdruck war auf 188/82 mm zurückgegangen. Zu Beginn der dritten Woche war der Allgemeinzustand wesentlich gebessert und die linke Seite war funktionstüchtiger geworden. Die Laborkontrollen ergaben am 5. 2. 1957 eine Norm der Erythrozyten von 4 780 000 bei 88% Hämoglobin und eine Leukozytenzahl von 7 000. Die Lymphozytenzahl war mit 29% als gut zu bezeichnen und der Blutzucker, der bei Kurbeginn 100 mg% betragen hatte, zeigte einen Normalwert von 120 mg%. Die Leberleistung war auf 100% angestiegen! Nach 24 Tagen Aufenthalt konnte die Patientin am 7. 2. 1957 mit einem stabilisierten Blutdruck von 170/98 mm in gutem Allgemeinzustand nach Hause entlassen werden.

Die Patientin hat die Waerlandkost auch zu Hause weiterhin exakt durchgeführt und, wie ich mich am 20. September 1957 persönlich überzeugen konnte, ist der Allgemeinzustand weiterhin gut geblieben. Eine an diesem Tag vorgenommene Untersuchung ergab wiederum eine Leberleistung von 100% und der Blutdruck war auf 158/96 verbessert.

Schweres Rheuma mit Verbildungen

Am 9. 4. 1957 kam Frau M. G. aus Hall in Tirol in meine Sprechstunde. Seit 1949 hatte sie Rheuma, das im rechten Knie begonnen hatte. Im Jahre 1952 wurden die Tonsillen herausgenommen, ohne eine Änderung herbeizuführen. Im Jahre 1956 verschlimmerte sich das Leiden sehr stark und es traten schwere Verbildungen an Füßen, Knien, Schultern und Händen ein. Die Patientin konnte die Hände nur noch bis zu den Ohren erheben und sich demgemäß auch nicht mehr kämmen. Mehrere Behandlungen und eine Reihe von Bäderkuren waren erfolglos geblieben. Im Laufe des Monats April wurde auch die linke Hand, die immer noch am funktionstüchtigsten gewesen war, so schwach, daß die Patientin keine Nähnadel mehr halten konnte. Daumen, Zeigefinger und Mittelfinger waren kraftlos geworden. In den Händen, aber auch in den Knien und zum Teil in den Füßen waren starke Schmerzen aufgetreten. Nur mit großer Mühe konnte die Patientin noch ihre Eßgabel halten. In beiden Unterarmen wurde über taubes oder kribbelndes Gefühl geklagt. Die rechte Hand war besonders stark geschwollen. Seit einem Jahr bestand auch Stuhlverstopfung.

Die Patientin wurde am 24. 5. 1957 in meinem Sanatorium aufgenommen und sofort eine 7tägige Fastenkur durchgeführt. Das Anfangsgewicht betrug 68,6 kg. Die verschiedensten, am 25. 5. vorgenommenen Laboruntersuchungen ergaben eine Erhöhung der Erythrozyten auf 5 300 000, eine Anämie von 78%, weiter eine

Verminderung der weißen Blutkörperchen auf 3 000 und eine Erhöhung der Lymphozyten auf 37%. Der Blutzuckerwert betrug nur 70 mg% und ganz besonders schlecht, ja verheerend, war die Leberleistung, die nur noch 55% betrug!

Als Reaktion während der Fastenkur traten starker Harndrang und verstärkte Knöchelschmerzen auf. Aber bereits am 4. Fastentag konnten die erwähnten drei Finger der linken Hand wieder benutzt werden und nach einer Woche war der früher gestörte Schlaf weitgehend gebessert. Der Blutdruck, der bei der Aufnahme 188/100 mm betragen hatte, war am 18. 6. auf 148/88 gesunken. Die Kontrollen an diesem Tag ergaben eine Normalisierung der Erythrozyten auf 4 800 000, einen Anstieg des Hämoglobins auf 96% (!), einen Normalwert der Leukozyten von 5 400, während die Lymphozyten auf 30% nahezu normalisiert waren. Der Blutzuckerwert war auf 100 mg% angestiegen und als ganz besonderen Erfolg kann man die Leberleistung buchen, die in der kurzen Zeit auf 90% gestiegen war! Der Stuhl war normal geworden, das Gewicht hatte sich durch die Fastenkur (nicht wesentlich) auf 64,6 kg gesenkt, wurde aber bald darauf wieder aufgeholt. Die Blutsenkung, die bei Aufnahme am 21. 5. 12/24 mm betragen hatte, war am 18. 6. nach erfolgreicher Waerland-Kur 2/4, also normal. Interessant war auch der Befund, daß die früher in starkem Maße vorhandenen Haarschuppen bei Beendigung der Kur verschwunden waren. Die Schmerzen beim Biegen der Fersen und die quälenden Knieschmerzen waren völlig beseitigt und auch die Handgelenke ganz beschwerdefrei. Es war der Patientin nun wieder möglich, sich allein zu kämmen, was sie seit sechs Monaten nicht mehr gekonnt hatte. Am 19. 6. 57 konnte Frau G. in sehr glücklicher Stimmung nach Hause zurückfahren, einem arbeitsreichen Leben neu geschenkt.

Herr J. K. erzählt seine Krankheitsgeschichte

„Ich war bis zu meinem 60. Lebensjahr ein sehr robuster Mensch, der mit Ärzten nie etwas zu tun hatte. Seit 45 Jahren war ich auch starker Raucher, ja Kettenraucher und ohne meine ständige Brasilzigarre konnte ich nicht sein. Auch dem Alkohol war ich nicht abgeneigt und ließ nichts stehen. Ich glaubte es mir bei meiner Gesundheit erlauben zu können. Aber im Jahre 1952, eben zu meinem 60. Geburtstag, feierten wir ein großes Fest, zugleich ein Geschäftsjubiläum, das sich über drei Tage hinzog. Meine ganze Belegschaft hatte ich zuerst zu einem Betriebsausflug und dann zur Feier geladen und ich war natürlich mittendrin und hielt wacker mit. Ich muß einflechten, daß ich zwei Jahre vorher, um eine hohe Lebensversicherung abschließen zu können, eine eingehende und gründliche Untersuchung meines Gesundheitszustandes machen ließ, die mir meine gute Gesundheit bestätigte. — Nun, die große Jubiläumsfeier war vorüber, scheinbar ohne mir geschadet zu haben. Aber zwei Monate später kam plötzlich der Knacks: starke Schmerzen in der Lebergegend, unerklärliche Müdigkeit usw. Da ich kein Freund von Ärzten, noch weniger von Krankenhäusern bin, suchte ich einen Heilpraktiker auf, der für sorgfältige Augendiagnose bekannt ist. Er stellte fest, daß Leber und Galle nicht in Ordnung waren und sagte, ich müsse sofort in Behandlung. Ich nahm Bäder und Massagen, aber nach 3 Wochen hielt ich es nicht mehr aus; die Schmerzen während der Massage wurden unerträglich. Daraufhin untersuchte der Heilpraktiker mich wieder und sagte: „Aber Sie haben ja hochgradig Zucker! Sie müssen sofort nach Neuenahr!" — „Gehen Sie zu Dr. F., aber lassen Sie sich ja keine Insulinspritzen geben!" Ich folgte, und als man mir Insulin geben wollte, weigerte ich mich standhaft. Der Arzt zuckte die Achseln: „Dann kann ich Sie nicht behandeln." Da ging ich wieder und versuchte, mit einer „Zucker-Diät" weiterzukommen. Ein Jahr lang schleppte ich mich hin, es wurde nicht besser, ja man gab mir schlechte Prognosen und einige gaben mir nur noch 1/2 Jahr zu leben. Da machte mich ein befreundeter Zahnarzt auf die Waerland-Methode aufmerksam. Waerland? Den Mann wollte ich zuvor selbst sehen, ehe ich seine Methode erprobte, und suchte nach einer Gelegenheit. Im September 1953 ging ich zu einem Kurs nach Bad Soden, um die Vorträge Are Waerlands zu hören. Die Wirkung seiner Persönlichkeit und seiner Worte war so stark, daß ich am ersten Tag des Kurses mit dem Rauchen Schluß machte, obwohl ich im Auto einen Vorrat von 350 meiner Lieblingszigarren nach Bad Soden mitgebracht hatte. Ich rauchte nie mehr; eine einzige Zigarre versuchte ich noch am gleichen Tage und warf sie gleich darauf weg. Seitdem habe ich nie mehr geraucht.

Ich machte eine Fastenkur von 10 Tagen und war danach frei von Zucker, während bei meiner Ankunft am 1. 9. 53 ein Blutzucker von 218 mg% festgestellt worden war. Das war ein Erfolg, der mich beeindruckte und ich bin deshalb seitdem der Waerlandkost treu geblieben. Die Wirkung war aber auch wunderbar: alle meine mir so gewohnten Erkältungskrankheiten verschwanden. Ich hatte im Grippejahr 1918 eine sehr schwere Grippe gehabt und von da an bekam ich Jahr für Jahr ohne Ausnahme zweimal im Jahr Grippe, meist im Februar—März und im November. Ich konnte darauf warten. Zeitweise kam sie so stark, daß ich für 14 Tage bis 3 Wochen im Bett liegen mußte. Aber nach der Umstellung — es sind jetzt 4 Jahre — hatte ich *nie* mehr Grippe, nie mehr Katarrh, nicht ein einziges Mal mehr Schnupfen und auch nie mehr Kopfschmerzen!

Die Waerlandkost schmeckte mir immer besser und ich aß mit bestem Appetit und in Massen auch stärke- und zuckerhaltige Nahrungmittel, Feigen und Datteln, Brot und Kruska, ohne Beschwerden und ohne an Zuckerkrankheit mehr zu denken. Vier Jahre lang ging es mir sehr gut. Dann aber kam ein Wechsel, zwar vorerst nicht in der Gesundheit, sondern im Geschäft. Ich bekam ungeheure Schwierigkeiten, ich wurde gezwungen, den Betrieb in kurzer Zeit zu verlegen, hatte aber kein Gelände. Es gab schlaflose Nächte, Diskussionen, Ärger und nervenaufreibende Verhandlungen. Schließlich konnte ich bauen, aber auch dies wieder nur unter schwierigsten Umständen. Dazu kam ein bedeutender Geldverlust, Terminnöte und neue Aufregungen. Es war eine furchtbare, aufreibende Zeit; es ging um den Betrieb, die Belegschaft, das Kapital, um alles. Und als man glaubte, aufatmen zu können, kam der schwerste Schlag, eine persönliche Sache, ein Brief mit Drohungen, der mir einen regelrechten Schock versetzte. Ich war durch die mitgemachten Aufregungen des letzten halben Jahres am Ende meiner Kräfte und hielt diesen Schock nicht mehr durch. Seit vier Jahren hatte ich auch keinen Urlaub mehr gehabt, was sich jetzt auch auswirkte. Bemerken muß ich noch, daß ich in diesen arbeitsreichen Jahren nie mehr Zeit zu körperlicher Bewegung gefunden hatte, immer nur am Schreibtisch oder im Auto saß, und mir keine Zeit zum Laufen nahm, wie es uns Are Waerland doch so dringend empfohlen hatte!

Die Folge des Schocks war wieder Zucker! Eine Untersuchung beim med. diag. Institut Dr. Krone in Herford am 16. 8. 57 ergab einen Blutzucker von 265 mg%, am 12. 9. einen von 192 mg%. Insulin hatte ich nicht genommen, sondern mit Diät versucht weiterzukommen. Ich sah aber ein, daß ich Hilfe brauchte und fuhr zu Dr. Röhling nach Mittenwald, der am 4. 10. 57 einen Blutzucker von 220 mg% und Harnzucker von 1,3% feststellte, Nylander und Fehling positiv. Nach einer zehntägigen Fastenkur war der Befund am 14. 10., also am Tag der Beendigung der Fastenkur, der folgende: Blutzucker 100 mg%, Harnzucker: Nylander und Fehling'sche Probe negativ. Zu meiner großen Freude blieb dieses ausgezeichnete Ergebnis auch weiterhin bestehen, auch bei der normalen Waerlandkost! Am 23. 10. nahm Dr. Röhling wieder eine Untersuchung vor und das Ergebnis war: Blutzucker 125 mg%, (also normal), Nylander und Fehling frei. So heilt man also Zuckerkranke mit der Waerland-Therapie!

Meine Frau hatte früher in jedem Jahr Nierenentzündung, die nach der Umstellung auf Waerlandkost nie mehr auftrat. — Gelegentliche Schmerzen im Unterleib führten vor Jahren einmal dazu, daß sofort der Blinddarm herausgenommen wurde. Aber daß hier nicht die Ursache lag, konnte man an den Schmerzen merken, die nämlich auch nach der Operation immer wieder auftraten. Durch die Vorträge Are Waerlands in Bad Soden ging ihr ein

Licht auf, woher die Beschwerden kamen. Sie hatte nämlich seit vielen Jahren an Verstopfung gelitten, manchmal so stark, daß sie *in der Woche* nur einmal Stuhl hatte, höchstens nur zweimal. Wie wichtig die Darmgesundheit ist, erfuhr sie erst durch die Vorträge Waerlands. Von nun an sorgte sie dafür und hatte vollen Erfolg.

Mein Jüngster, heute 14 Jahre alt, bekam schon mit 3 Monaten ein Hautekzem an beiden Armen und Händen, das ihn furchtbar juckte. Verzweifelt probierten wir ein Mittel um das andere, gingen von einem Arzt zum anderen, ohne Erfolg. Das stark nässende Ekzem blieb Jahr für Jahr gleich. Ich kann nicht mehr aufzählen, welche Menge von Ärzten wir aufsuchten, um dem Kind die Schmerzen — und die Hänseleien in der Schule zu ersparen! Jeder Arzt versuchte es mit neuen Mitteln. Und auch nach den langwierigsten und genauesten Untersuchungen dasselbe Ergebnis: „Wir müssen eben probieren!" Aber kein Medikament, keine Salbe brachte Erfolg. Bezeichnend war, wie die Unfähigkeit der Ärzte auf den Jungen wirkte. Wenn man ihn fragte, was er werden wollte, dachte er keinen Augenblick nach, sondern sagte: „Ein Arzt, der Kinder gesund machen kann!" — Er aß damals viel Eier, viel Süßes. Heute wissen wir, daß diese Dinge schädlich sind, aber es sagte uns niemand in dieser Zeit, und vor allem: keiner von den Ärzten. Tag für Tag, durch viele Jahre, mußten die Arme eingebunden werden, weil er sich sonst aufkratzte und das Jucken nicht aushielt. Das ging zehn Jahre so, bis zu unserer Umstellung auf Waerlandkost im September 1953, als der Junge 10 Jahre alt war. *Man konnte zusehen, wie das Ekzem schon in den nächsten 14 Tagen besser wurde, wie es Tag für Tag an den Armen zurückging und weniger wurde!* Nach ein paar Wochen war es wesentlich besser und *nach drei Monaten vollständig verschwunden und geheilt!* — War das eine Erlösung!

Auch dem älteren Bruder hat die Waerlandkost die Gesundheit geschenkt. Er litt vorher viel an Magen- und Darmkatarrh. Einmal hatte er sogar Leberschwellung — und natürlich die üblichen

Erkältungen. Nach der Umstellung ist alles verschwunden, es gab keine Erkältungen, keine Grippe und keine Magen- und Darmkatarrhe mehr. Und alle beide haben jetzt keinen Zahnarzt mehr nötig. Er sagt ihnen höchstens ein Lob, wie schön ihre Zähne sind."

Fall Regierungsbaumeister F. H.

„Ich bin sicher ein Ausnahmefall, denn meine Krankheitsgeschichte ist ganz absurd. Um es kurz im voraus zu sagen: Ich wurde 20 Jahre lang falsch behandelt, und zwar auf Nervenschwäche oder Nervenkrankheiten.

Es begann 1936, als ich als Nicht-PG denunziert wurde. Auch andere seelische Gründe, Schwierigkeiten in der Familie, mögen die auslösende Ursache gewesen sein. Jedenfalls bekam ich einen Nervenzusammenbruch. Als erste Behandlung erhielt ich Stierhormone, 1937 oft Nervenpunktmassage, später Vitamin-Tabletten gegen Darm-Spasmen, Elektrisierung an den Armen und vieles andere. Dabei hatte ich aber schon damals manchmal weißen Stuhl, also ein Zeichen, daß die Leber nicht arbeitete. Überhaupt war meine Verdauung gar nicht in Ordnung, aber das interessierte keinen von den Ärzten. 1946 bekam ich viele Einspritzungen und auch in den nächsten Jahren immer abwechselnd Massagen, Medizinen, Injektionen, — ohne Erfolg natürlich. 1949 war ich in W., bekam alle Behandlungen, auch Bindegewebsmassagen, Wechselbäder usw. Dasselbe 1951 und 1954, jeweils für 4 Wochen. Immer kam ich kränker zurück als ich hingefahren war, was leicht zu erklären ist, wenn man weiß, mit wie viel „Verständnis" man meinen Fall beurteilte. Dabei war ich bei den besten, bekanntesten Nervenärzten! 1955 bekam ich dann ganz schwere Herzattacken. Ein Röntgenologe stellte bei einer Röntgen-Untersuchung fest, daß meine Hypophyse vergrößert und damit die Zusammenarbeit sämtlicher Drüsen gestört sei. Ich spürte das auch, d. h. ich war nur noch ein Wrack, hatte beständig starke Müdigkeit, war vollkommen apathisch und wurde immer elender. Seit 20 Jahren schlief ich jeden Sonntag durch, später oft sogar von Samstag nachmittag an! Alles aus Erschöpfung! Aber das Gesundheitsamt St. stellte noch 1955 fest, daß mir gar nichts fehle! (14 Tage nach dieser Untersuchung mußte ich mir 3 eitrige Zähne ziehen lassen!)

Im Sommer 1956 machte ein Heilpraktiker bei mir eine Augendiagnose und meinte danach: „Sie können unmöglich eine gute Verdauung haben!" Nun, meine Verdauung war denkbar schlecht. Sie war eigentlich schon immer schlecht gewesen. Aber kein Arzt hatte sich bisher um die Verdauung gekümmert, keiner hatte mich jemals danach gefragt! Ich nahm wohl Abführtabletten, weil ich selbst spürte, daß hier ein Gesundheitsfaktor sei, aber über seine wahre Bedeutung war ich mir damals nicht klar. Seit 20 Jahren war hier nun der erste Anstoß von diesem Heilpraktiker gekommen. Alle behandelten meine Nerven, keiner fragte, ob ich ausreichend Stuhl hätte. Aber schon 1938 hatte ich Darmspasmen und nur drei- oder viermal in der Woche Stuhl, oft noch seltener. Ich aß aus Verzweiflung manchmal ein ganzes Paket Feigen oder Pflaumen, ohne etwas zu bessern. Später hatte ich dann nur noch einmal in der Woche Stuhl. Ich wurde nur immer müder und elender und mußte jede Gelegenheit zum Schlafen ausnutzen.

Am 16. September 1957 kam ich über den erwähnten Heilpraktiker zu Dr. Röhling nach Mittenwald, der mich sofort nach meinem Stuhlgang fragte und nach der Untersuchung dringend zu einer sofortigen Fastenkur riet. „Es geht um Ihr Leben!" Ich fastete bei ihm 13 Tage und war dann noch 3 Wochen zum Aufbau dort, und in diesen 3 Wochen hatte ich zu meinem grenzenlosen Erstaunen täglich dreimal Stuhl, etwas, was ich noch nie gekannt hatte!! Ich fühlte mich frisch und kräftig, lebendiger und unternehmungslustiger als vor 20 Jahren. Der Beweis ist, daß ich schon kurz nach der Fastenzeit eine Bergtour auf die 2400 m hohe Karwendelspitze machte, ganz allein! Daß auch bei solchen Gelegenheiten der Darm-Rhythmus genau eingehalten werden muß, mußte ich bei dieser Tour erfahren, denn als die Zeit dafür herangekommen war, drängte es mich energisch dazu. Nun befand ich mich aber gerade auf einem ausgesetzten Felspfad, ohne jede Deckung, und wenn ich auch mutterseelenallein war, so zögerte ich doch — ich war es eben auch nicht gewohnt, so strikte zu folgen. Aber — was wollte ich machen — der neugewonnene Rhythmus war unerbittlich und ich mußte gehorchen.

Nur ganz langsam verschwindet mein großes Schlafbedürfnis. Seit langer Zeit ging ich immer abends 7 Uhr schlafen, weil ich mich vor Müdigkeit kaum aufrechthalten konnte. Bei jeder Abendveranstaltung schlief ich prompt ein. Als jedoch der Sekretär Are Waerlands am 20. Oktober 1957 in Mittenwald einen Vortrag hielt, konnte ich ohne Schlafbedürfnis mit dabei sein und dem ganzen Vortrag folgen, das erste Mal seit vielen Jahren. Und sonst schlief ich regelmäßig nach jeder Mahlzeit, nach dem Baden, und so gar im Büro schlief ich oft vor Erschöpfung ein. Und kein Konzert, kein Film hatte mich abends vom Schlafen abhalten können, ich konnte einfach nicht wach bleiben.

Dr. Röhling stellte bei der Untersuchung fest: Nur 50% weiße Blutkörperchen, Bauchspeicheldrüse arbeitet nur zur Hälfte. Aber auf meinen früheren Befunden steht immer: Nervenerschöpfung, vegetative Dystonie. Während ich früher glaubte, ziemlich gesund zu leben, wurde ich nun hier erstmals auf eine wirklich gesunde Lebensweise hingewiesen. Wir waren neun Kinder gewesen und es gab in unserer Jugend wenig Fleisch, viel Kartoffeln und Gemüse, Buttermilch, Obst, natürlich auch Kakao, Dampfnudeln und Derartiges. Aber später mußte ich viel im Gasthaus essen und dabei habe ich mich wohl am meisten verdorben.

Stellen Sie sich vor: Ich war vor zwei Jahren für 4 Wochen in einem bekannten Krankenhaus. Ich bekam jeden Tag meine Spritzen und die Kneippanwendungen, aber ich bekam auch, wie alle anderen 200 Patienten, viel und „gut“ zu essen. Niemand fragte mich nach meinem Stuhlgang und niemand sorgte dafür! Man behandelte mich nur auf „Nerven“. Das Schlimmste ist aber, daß ich in diesen 4 Wochen täglich mittags und abends Fleisch bekam, Freitags Fisch. Meistens gab es Kalbfleisch, Sonntags Huhn, aber jeden Tag mußte zweimal Fleisch gegeben werden. Nach 14 Tagen war mir das zuviel und ich wurde beim Leiter vorstellig, ob ich nicht etwas anderes oder weniger Fleisch haben könnte. Aber er erwiderte, es gäbe da keine Ausnahme. „Wir machen das auch immer so, denn wir wollen nicht, daß unsere Patienten sagen, daß sie hier nicht gut zu essen bekämen!“ Dabei verstand der Arme unter gutem Essen eben vorwiegend Fleisch, neben etwas Salat oder Kartoffelsalat und danach eine Süßspeise.

So können Sie sich denken, ein wie glücklicher Mensch ich jetzt bin, seit ich weiß, worauf es ankommt. Ich fühle mich auch schon heute ganz gesund und täglich geht es aufwärts.

Ein Zahnarzt aus Ludwigshafen schreibt selbst:

„Von Kindheit an mich keiner guten Gesundheit erfreuend (Vererbung, Impfschäden), habe ich einen großen Teil von allen Krankheiten durchgemacht. Auf der Suche nach größerer gesundheitlicher Widerstandskraft lernte ich viele Heilsysteme kennen. Die besten sind mit Operationen zu vergleichen, die den Körper rasch von Krankheitsstoffen befreien. Am meisten hat sich mir bewährt, der Rangordnung nach:

1. *Das Fasten.* Es ist die Operation Nr. 1, welche ohne Messer am schnellsten zur Wiedergesundung führt.

2. *Eine rohkost- und basenreiche Ernährung,* unbestritten die nächstwichtigste „Operation“.

3. *Die Dreiheit: Atempflege, intensive Hautpflege und Muskelbetätigung* durch Gymnastik und täglich mehrstündige Wanderung. Das ist die Operation Nr. 3, welche aus einem überarbeiteten, anfälligen, verdrießlichen Stubenhocker einen tatenfrohen, gesunden Menschen machte.

Selten findet man diese besten Heilmethoden zu einer harmonischen Einheit verschmolzen, wodurch die Heilwirkung potenziert wird. *Aber im Waerland-System ist das der Fall!*

Überarbeitet und müde kam ich zu Dr. Röhling nach Mittenwald. Ich habe eine hervorragende Kur mitgemacht, mit einer Woche Fasten und 3 Wochen Wiederaufbau und kehre nun frisch und voller Tatendrang in meine Berufsarbeit zurück. Deswegen empfehle ich allen anfälligen Patienten das Befolgen der Waerlandmethode nicht nur hier im Waerlandheim, sondern, wenn es die Umstände irgend zulassen, auch zuhause. Mein herzlichster Dank aber gilt Dr. Röhling.

V

Frau Werner erzählt

Frau Werner, Leiterin eines gut geführten Waerland-Kurheimes in Süd-Deutschland, hat es verstanden, die Waerland-Lebensweise mit den Segnungen der Kneipp'schen Behandlung — sie ist selbst Kneipp-Bademeisterin — so gut zu kombinieren, daß damit viele Gesundheits- und Heilerfolge erreicht wurden. Kein Wunder, daß ihre Gäste oft wiederkamen und sich unter ihrer energischen und umsichtigen Betreuung wohlfühlten. Lassen wir sie selbst über einige ihrer Heilerfolge erzählen:

„Herr M. aus M. wurde durch seine Verwandte an uns verwiesen. Zwei Drittel seines Magens waren ihm durch Operation entfernt worden, Diagnose: Magenkrebs. Nach Ansicht der operierenden Ärzte hatte er höchstens noch ein Jahr zu leben, eine bittere Aussicht für ihn als Familienvater. Erst dieser Ernst der Lage war es, der ihn zu uns brachte, denn er hatte zunächst gar keine Beziehung zu unserer Lebensweise. Die Waerlanddiät, natürlich individuell für seinen Fall ausgerichtet, bekam ihm gut. Doch hier konnte nicht Diät allein helfen, der ganze Körper mußte umgestimmt werden. Herr M. machte auch willig alles mit: Gymnastik, Trockenbürsten, Kneippanwendungen wie Heusäcke, Wickel, Güsse, Bäder usw. Wir gaben uns keinen Illusionen hin bezüglich seiner Heilung, aber wir bemühten uns, das Leben des Patienten zu verlängern, und das ist uns auch geglückt! — Bei einem Vortrag in M. traf ich ihn wieder. Er kam strahlend auf mich zu und dankte mir herzlich. Ich freute mich über sein frisches Aussehen und vor allem darüber, daß er nun wieder, wie er erzählte, voll seinen Dienst versehen könne, d. h. 8 bis 10 Stunden am Tag arbeite. Er ist natürlich der Waerlandkost treu geblieben, und wir hoffen, daß er seiner Familie noch lange erhalten bleibt.

Herr Sch. aus H. war früher in einem anderen Heim gewesen. Dort hatte es wohl Kneippkur, aber die übliche gemischte Kost gegeben, und so ging Sch. zwar erholt, aber nicht voll leistungsfähig nach Hause. Nach einigen Monaten bekam er ein Ekzem, das als unheilbar erklärt wurde. Es machte die Haut atrophisch und ihn selbst gehunfähig. Der damals behandelnde Arzt sagte mir wörtlich: Hier können Sie tun, was Sie wollen, das kann man nicht heilen! Ich stellte daraufhin den Patienten vor die Wahl, entweder in eine Hautklinik zu gehen (die nach Ansicht des Arztes an einem so seltenen Fall größtes Interesse habe), oder aber zu fasten und dann mit der Waerlandkost zu beginnen. Er entschied sich für das letztere. Zusammen mit den Kuranwendungen hatte die Fastenkur und die nachfolgende Waerlandkost den Erfolg, daß das „unheilbare" Ekzem in kürzester Zeit zum Stehen kam und bald ganz abheilte.

Frau Sch. aus F. litt unter Leber-Galle-Störungen, die gleichzeitig mit klimakterischen Beschwerden auftraten. Die Patientin hatte ihre Mutter durch Leberkrebs verloren, was sie psychisch sehr belastete, denn sie meinte nun, daß auch sie daran leide. Vor einer Operation, die ihr angeraten war, schreckte sie zurück; sie wollte es doch zuerst noch mit der Waerland-Therapie versuchen. In zwei Kurzeiten wurde nicht nur der unterbrochene Rhythmus wieder hergestellt, sondern die Patientin lernte wieder daran glauben, gesund werden zu können. Der chronische Kaltfuß, an dem sie litt, ist normal geworden. Sie läuft heute wieder Ski, versieht frohgemut ihren Haushalt und — hat ab und zu Sehnsucht nach uns.

Der Fall des Herrn L. aus M. war auch für die anderen anwesenden Gäste des Hauses eindrucksvoll. Herr L. kam, an zwei Stöcken humpelnd, hier an. Er war durch einen bekannten Naturheilarzt an uns verwiesen. Seine Nieren und die Leber waren in ihren Ausscheidungsfunktionen gestört und außerdem litt er an Gicht. Der Urin war dunkelrot mit dickem weißem Satz. Wir ließen den Patienten zehn Tage fasten, er bekam Sauna, Rückenbehandlung, Heusäcke, Bürstenbäder etc. und natürlich Aufklärung über die Wichtigkeit der Waerland-Lebensführung. Herr L. hat ein

Auto-Fuhrunternehmen und sitzt selbst seit über 20 Jahren am Steuer. Bei den Wickeln stellte ich als Hautausscheidung einen penetranten chemischen Geruch fest. Es ist also anzunehmen, daß es sich hier um eine Berufskrankheit handelte, hervorgerufen durch das Einatmen der Benzin- und Ölgase, und natürlich auch durch seinen Bewegungsmangel. Nach 12 Tagen ging der Patient zum Erstaunen der übrigen Gäste frei und ohne Stock umher. Seine Nierenausscheidungen waren hell und klar. Die Kur bedeutete auch für ihn eine vollkommene Umstellung der Lebensgewohnheiten, aber es hat sich gelohnt.

Fräulein U. aus D. litt lange Jahre an einem Ekzem. Sie hatte als Verkäuferin in einer Südfruchthandlung viel Obst gegessen und war stark übersäuert. Auf die chemische Behandlung des Obstes hatte der dafür wahrscheinlich empfindliche Organismus der Patientin mit einem Ekzem geantwortet, das sehr viel Beschwerden machte. Nach einer Kur von 4 Wochen war das Ekzem abgeheilt und auch die bestehenden Kreislaufstörungen weitgehend beseitigt.

Herr B. aus I. litt an Herzasthma. Er hatte eine Kur in Reichenhall ohne wesentliche Besserung absolviert. Hier fastete er 7 Tage nach der Waerland-Therapie, entwässerte dabei den Körper stärkstens und machte nach drei Wochen bereits ohne Beschwerden mehrstündige Wanderungen in die waldreiche Umgebung.

Ein 65jähriger Patient mit Arthritis deformans, vollkommen gelähmt und mit 20 000 Stück Narkotika behandelt, kam in unser Haus, um noch etwas Hilfe zu suchen. Es war klar, daß in diesem Alter und bei einer derartig starken Deformierung der Gelenke an eine Heilung nicht mehr zu denken war. Wir haben aber unter Einschaltung aller Möglichkeiten, Fastenkur und Kostumstellung, Bürsten- und Bewegungsbäder, Blutegelbehandlung, Rückenbehandlung und Autosuggestion erreicht, daß der Patient, der vorher Tag und Nacht nicht ohne Narkotika sein konnte, nun *ohne diese* schmerzfrei wurde und ohne Störung schlafen konnte. Er machte zum Schluß der Kur Gehübungen in einem Laufgestell. Der behandelnde Arzt bescheinigte, daß der Patient keine Behandlungsmittel mehr brauche. Seine Krankenkasse bewilligte deshalb einen Zuschuß zur Kur, weil sie nunmehr die Ausgaben für diese Betäubungsmittel einsparte.“

VI

Eine neue Renaissance

Wenn man uns moderne Menschen mit den Menschen der Renaissance oder des antiken Griechenlands vergleicht, dann schneiden wir dabei nicht gut ab. Wir sind uns wohl alle mehr oder weniger darüber klar, daß unsere sogenannte Kultur die menschliche Entwicklung in ganz falsche Bahnen gelenkt hat. Der heutige Mensch ist in seinem innersten Wesen zersplittert, er ist wurzellos und aus seinem ganzen Zusammenhang mit dem ihn umgebenden Universum losgelöst. Da er nur einseitig nach der Entwicklung seines Intellekts gestrebt hat, wurden andere wichtige Seiten eines harmonisch entfalteten Menschentums vernachlässigt. Er hat viele Kontakte, die eine harmonische Entfaltung ermöglicht hätten, selbst durchschnitten. Zwar hat er es fertig gebracht, die Natur immer mehr zu lenken und für seine Absichten auszubeuten, aber er tut es in einer ganz falschen Weise. Ihr entfremdet und völlig verständnislos ihren innersten Gesetzen gegenüber, treibt er Raubbau mit ihr. Und dies rächt sich immer schwerer. Die vergewaltigte Natur bäumt sich gegen ihn auf, und Krankheiten, Kriege und Naturkatastrophen sind die Folgen. Die heutigen Menschen sind von seelischen und körperlichen Krankheiten schwer heimgesucht. Trotz der hochentwickelten Technik und trotz den Errungenschaften der Wissenschaft sind sie nicht glücklich. Wo findet man in der heutigen Zeit das harmonische Zusammenspiel zwischen Körper und Seele, diese so wichtige Voraussetzung eines sinnvollen Menschentums?

Wie konnte die Renaissance eine solche Blüte der Kultur und des Menschentums hervorrufen? Und wie kommt es, daß der damalige Mensch so vielseitig entwickelt war, daß er so viel harmonischer und so viel ausgeglichener war? Wie kam es auch, daß die Griechen schon vor Jahrtausenden eine so hochstehende Kultur aufbauen konnten? — Die Antwort auf diese Fragen liegt auf der Hand. Die Menschen der großen Kultur-Epochen schufen ihre Kultur dadurch, daß sie selbst sie verkörperten. Denn jede Kultur ist der Ausdruck des innersten Wesens ihrer Träger. Eine kranke, der Natur entfremdete. entwurzelte Menschheit kann niemals eine hohe Kultur verkörpern. Sie muß im innersten Wesen jedes Einzelnen entstehen und in seinem Leben verwirklicht werden. Eine einseitig intellektuelle Technik und Zivilisation, die den Kontakt mit der Natur und mit den großen geistigen Lebensgesetzen verloren hat, führt die Menschheit immer weiter auf unheilvolle Abwege.

Renaissance bedeutet Wiedergeburt. Sie entstand im Mittelalter als Reaktion gegen eine den Menschengeist knechtende Scholastik. In der scholastischen Zeitepoche hatte man die natürlichen menschlichen Regungen unterdrücken und als Sünde stempeln wollen. Man hatte die Erde als ein Jammertal erklärt und sich von allen unseren reichen Glücksmöglichkeiten hier auf Erden abgewendet. Gerade so wie heutzutage, nur in einer ganz anderen Weise, wurde der Mensch heimatlos und entwurzelt, der Unsicherheit und Angst ausgeliefert. Damals verneinte er das Irdische und das Körperliche aus einer ganz unnatürlichen Lebenseinstellung heraus. Heute ist er ins gegenseitige Extrem geraten, indem er dem Materialismus anheimgefallen ist — auch dazu durch eine ganz lebensfremde Einstellung getrieben.

Die Renaissance entstand, wie gesagt, als Reaktion auf die unleidliche und unheilvolle Knechtschaft des Menschengeistes durch die Scholastik. Wir sehen in der Menschengeschichte immer wieder diese großen Wellenbewegungen. Auf die Wellentäler folgen, von einer lange mit Gewalt zurückgedämmten Kraft ausgelöst, die Wellenkämme, die in die Höhe stürmen, um sich Licht, Freiheit und Raum zu verschaffen.

Der menschliche Geist hat sich damals aus der bedrückenden Atmosphäre einer lebensfeindlichen Kulturepoche befreit, um mit stürmischer Freude wieder die Schönheit der Natur und des irdischen Daseins zu entdecken. Man könnte sagen, daß der Mensch der Renaissance in seinem Leben das Motto verkörperte, das wir Waerlandisten uns als Leitmotiv erwählt haben: „Für die Größe und Schönheit des Lebens!“ Als der Mensch die Schönheit der Natur und des Erdenlebens entdeckte, fühlte er die Verantwortung, auch alle diese ihm so reichlich gebotenen Gaben und Möglichkeiten auszunützen, zu entwickeln und zu vervollkommnen. Die Liebe zur Schönheit, wo sie auch zu finden war, machte ihn hellhörig und befähigte ihn, sie auch in seinem eigenen Leben zu verwirklichen. Denn das, was wir lieben, wollen wir auch gestalten, und durch unser Sehnen ziehen wir es an uns. Wer einmal die Schönheit der Natur in sich erlebte, hat den Schlüssel zu ihren Geheimnissen gefunden. Liebe ist das Sesam-Wort, das den Kontakt anbahnt und die Möglichkeiten zum Aufnehmen, zum Verstehen, Wiedergeben und Gestalten gibt. Die Menschheit der Renaissance wurde wieder zum natürlichen Leben geboren, und die Folge dieser Wiedergeburt war eine reiche Blütezeit, ein harmonisches Entfalten von Körper und Seele. Aus dem Innern dieser vielseitig entwickelten, das Leben voll genießenden Menschen entsprang eine blühende Kultur.

Auch die alten Griechen hatten diese befruchtende Synthese zwischen einem gesunden Körper und einer gesunden Seele gefunden und auf allen Gebieten des Lebens verwirklicht, sowohl in ihrem Staatswesen wie im Dasein des einzelnen Bürgers. Die weisen Gesetze, die die Entwicklung und das Wohlergehen der Menschheit lenken, wurden anerkannt und befolgt. Das Ziel des Lebens war nicht materieller Gewinn, sondern das Gestalten des vollkommenen Menschen. Wo dieses Ziel verfolgt wird, öffnen sich alle Wege zur individuellen, staatlichen und — als ihrer Synthese — kulturellen Entfaltung aller im menschlichen Wesen schlummernden Eigenschaften. Man strebte nicht nach Ruhm um des Ruhmes willen und nicht nach Reichtum des Geldes willen, sondern hielt die grundlegenden, einfachen Eigenschaften wahren Menschentums in Ehren. Tugend, Gerechtigkeit, Tapferkeit, Selbstbeherrschung, Großmut und Ausdauer, Willensstärke und Weisheit waren die höchsten Werte. Und weil die Menschen danach strebten, diese Eigenschaften in ihr Leben einzubauen, schufen sie eine wahre hohe Kultur.

Die jungen Menschen wurden ganz in diesem Sinn erzogen. Besonders die Spartaner legten großes Gewicht auf eine mäßige, einfache Lebensweise, die den Körper stählt und gesund erhält. Es wurde dem jungen Menschen beigebracht, Entbehrungen und Schmerzen ohne Klage zu erdulden. Kraft und Ausdauer wurden durch Sport und Übungen entwickelt. Schon tausend Jahre vor unserer Zeitrechnung wurden athletische Spiele zielbewußt zur Ertüchtigung von Körper und Geist ausgeübt.

Damals war der Sport nicht Selbstzweck, sondern ein herrliches Spiel, das zur Ritterlichkeit und Kameradschaft anspornte. Die jetzigen Olympischen Spiele haben ja ihren Namen von den Wettspielen in Olympia bekommen, die seit 776 v. Chr. jedes vierte Jahr stattfanden. Daß die Zeitrechnung der alten Griechen mit diesem Jahr begann, zeugt von der Bedeutung, die sie diesen Spielen beimaßen. Die Sieger wurden auch als Nationalhelden im ganzen Land gefeiert.

Der Sport des antiken Griechenland strebte danach, den jungen Menschen allseitig zu entwickeln, sowohl physisch wie geistig. Dieses Streben ist treffend in dem lateinischen Spruch ausgedrückt: „Mens sana in corpore sano — eine gesunde Seele in einem gesunden Körper." Die hohe Kultur, die durch zielbewußtes Streben im alten Hellas entstand, leuchtet aus dieser sagenumwobenen Epoche bis in unsere Zeit hinein, als Verpflichtung und Mahnung.

Leider ist es aber noch keiner Kultur vergönnt worden, für immer zu bestehen. Gewaltige politische und kulturelle Umstürze brachen über Hellas herein und seine Kultur ging unter. Die athletischen Spiele gerieten in Vergessenheit, und erst bei der letzten Jahrhundertwende erwachte wieder das Interesse dafür.

Wir leben jetzt in einer Umbruchzeit, in der die alten Ideale einer physischen Ertüchtigung zu neuem Leben erweckt werden. Eine neue Zeitepoche, das biologische Zeitalter, steht vor der Türe — ja, wir haben schon seine Schwelle überschritten. Es ist von dem großen deutschen Naturphilosophen Edgar Dacqué vorausgesagt worden, daß der Mensch in diesem Zeitalter ganz neue Entdeckungen und Errungenschaften auf biologischem Gebiet machen wird. Die Wissenschaft wird nicht mehr nur mechanische und technische Erfindungen machen, sondern in das biologische Naturgeschehen eindringen können, was ihm ermöglichen wird, in lebendiger, physiologischer Weise bis jetzt unbekannte Phänomene hervorzurufen. Der menschliche Körper wird zu einer bisher ungeahnten Vollkommenheit entwickelt werden und sich Fähigkeiten aneignen können, die uns bisher unerreichbar schienen. Doch meint Dacqué, daß auch diese neuen Errungenschaften durch den einseitigen Intellektualismus des heutigen Menschen nicht voll bewältigt und ausgenutzt werden können. Jedenfalls stehen wir heute vor neuen gewaltigen Aufgaben, und es liegt an uns, wie wir sie anpacken. Die Zeit ist reif, um eine neue große Renaissance herbeizuführen. Überall in der Welt werden Stimmen laut, die eine Umkehr zur Natur verlangen. In großen Kreisen ist die Erkenntnis wach geworden, daß es an uns liegt, mit unseren Krankheiten aufzuräumen und Gesundheit aufzubauen. Die Richtlinien für dieses Streben nach Gesundheit liegen auch klar: eine naturgemäße einfache Ernährung und eine gesunde Lebensführung mit viel Bewegung und Sport. Die großen Blütezeiten der Kultur sollten uns auch hierin Vorbilder sein.

Die Bedeutung der Kostzusammensetzung für die Sportleistungen war schon vor Jahrtausenden bekannt. In jüngster Zeit ist wieder vielfach bewiesen worden, daß bei Sportzweigen, die Ausdauer verlangen, die besten Resultate mit einer Rohkosternährung erreicht werden. (Ähnlich ist es ja auch bei den Tieren. Die Tiere mit der größten Ausdauer sind Pflanzenfresser.) Ein reiner, schlakkenfreier Körper hat überdies eine ganz andere Regenerationskraft und einen viel größeren Vorrat an Vitalität als die mit Giftstoffen belasteten Körper der Fleischesser.

Das Laufen ist unbedingt einer der gesündesten und natürlichsten Sportzweige. Die Tätigkeit der Lungen und des Herzens wird durch die rhythmischen Beinbewegungen gefördert. Die Lungen füllen sich ausgiebiger mit Sauerstoff, der durch die belebte Zirkulation zu allen Organen geführt wird.

Bei den Langstrecken-Läufern ist eine gute Körperverfassung besonders wichtig. Im Marathonlauf und in den sonstigen Langstrecken-Wettkämpfen haben in den letzten Jahren viele Rohköstler Rekorde aufgestellt. Es hat sich gezeigt, daß die Rohköstler die Anstrengung der langen Strecken viel besser aushalten als ihre Kameraden und sich auch viel schneller erholen.

Der Nachteil des modernen Sportes liegt aber vor allem darin, daß er als Selbstzweck betrieben wird. Er wird nicht mehr als edles und ritterliches Spiel angesehen oder als Mittel zur Ertüchtigung des Körpers. Der Hauptzweck des modernen Sportes sind die Rekorde. Ob dabei der Gesundheit geschadet wird, ist nebensächlich. Das „Sportherz" ist ein allgemeiner Begriff geworden. Die Leistungen werden so übertrieben, daß das Herz diese Belastung nur eine relativ kurze Zeit aushalten kann. Aber was hat der Sportler von all seinen Rekorden, wenn das Herz davon verbraucht wird? Statt daß der Sport ihm Glück und Gesundheit bringt, gibt er ihm einen frühzeitig gealterten Körper. Diese Art des Körpertrainings paßt nicht zur wahren Ideologie des biologischen Zeitalters. Auch der Sport muß reformiert werden. Der Mensch muß erkennen lernen, wo die wahren Ziele zu suchen sind, und welche Verantwortung er dem Leben gegenüber hat.

Es ist sehr erfreulich, daß eine Reihe junger nordischer Rohköstler dank ihrer Kost und Lebensweise erstaunliche Sportleistungen vollbringen konnten und ohne jegliche Überanstrengung viele Weltrekorde und nordische Meisterschaften errungen haben. Sie haben es fertig gebracht, den Sport in seiner ursprünglichen Form wieder erstehen zu lassen: als ein herrliches Spiel, aus einem Überschuß an Lebenslust und Lebenskraft geboren — dabei erhöhte Gesundheit und Leistungsfähigkeit erzeugend.

VII
Der Sport als Heilfaktor

Wie der Asthma-Kranke zum achtfachen Meisterläufer wurde

Der junge norwegische Sportler, *John Systad,* ein überzeugter Rohköstler, wurde 1955 norwegischer Marathonsieger. Damit gewann er zum achten Mal die Meisterschaft auf einer langen Strecke!

John Systads großartige Leistung ist besonders bemerkenswert, weil er sehr schwer krank gewesen war. Im Alter von 12 Jahren hatte er schwere doppelseitige Lungenentzündung und wochenlang bis zu 42 Grad Fieber. Er lag so schwer darnieder, daß die Ärzte fast alle Hoffnung auf eine Genesung aufgegeben hatten. Aber er kam durch, wenn auch sehr geschwächt und mit schweren chronischen Atembeschwerden. Eine eigentümliche Folgeerscheinung seiner Krankheit war, daß sein Wachstum völlig aufhörte. Auch nachher, als er durch eine Kostumstellung gesund wurde, ist er nicht mehr gewachsen. Das war aber nicht so schlimm, denn dadurch ist er sehr leicht, was für einen Langstrecken-Läufer ja außerordentlich günstig ist. Schlimmer war schon, daß er als Folge seiner Krankheit schwere Verwachsungen am Rippenfell zurückbehielt, die seine Leistungsfähigkeit sehr beeinträchtigten. Sein Atmungsvermögen war auf ein Viertel herabgesetzt.

Glücklicherweise kam seine Mutter auf den Gedanken, daß eine Umstellung auf Rohkost ihm vielleicht helfen könnte, und sie erreichte damit auch eine allmähliche aber stetige Besserung seines Gesundheitszustandes. Systad selbst besaß große Energie und einen unbeugsamen Lebenswillen. Er war einer dieser aktiven Kranken, die ich im Kapitel „Ein wichtiger Heilfaktor“ geschildert habe. Die Natur hilft immer dem Menschen, der versucht, sich selbst zu helfen.

John Systadt fing mit Fastenkuren an und unterstützte die innere Reinigung seines Körpers außerdem durch lange Wanderungen und Sonnenbäder. Ein einsichtsvoller Arzt hatte ihm das Gehen als Heilmittel empfohlen und Systad beherzigte seinen Rat. Er hatte bald erfaßt, daß richtige Ernährung zusammen mit viel Bewegung in frischer Luft Wunder vollbringen können. Als 18jähriger war er dann so weit, daß er an einem Wettgehen über 30 km teilnehmen konnte. Dabei wurde verlangt, daß die Teilnehmer eine Last von 11 kg trugen. Bei diesem Wettgehen wurde er Sieger und konnte sogar die frühere Rekordzeit gewaltig senken.

Das Gehen als Sportart befriedigte ihn jedoch nicht und deswegen ging er nach den schweren Besatzungsjahren 1946 im Alter von 34 Jahren zum Laufen über. Am meisten reizte ihn der Marathonlauf. Bei einem tschechischen Marathonlauf traf er den großen Läufer Järnmür aus Göteborg und ließ sich von ihm überreden, nach Schweden überzusiedeln, um an den schwedischen Langstreckenläufen teilnehmen zu können. In Norwegen war nämlich das Interesse an den langen Strecken gering. So siedelte er nach Göteborg über und folgte Järnmürs Beispiel, die Trainingszeiten auf die frühen Morgenstunden und die Spätnachmittage zu verlegen, d. h. er lief immer zur Arbeit und am Abend wieder von der Arbeitsstätte nach Hause. Jetzt beteiligte er sich mit großem Erfolg sowohl an den schwedischen wie an den norwegischen Meisterschaften. Wie bereits erwähnt, ist er nicht weniger als achtmal norwegischer Meister geworden, fünfmal im 42 km langen Marathonlauf und dreimal im 25-km-Lauf, der in Norwegen kurzer Marathonlauf genannt wird. Seine letzte Meisterschaft erwarb er sich im Sommer 1955 im Alter von 43 Jahren. Diese Siege sind die Folgen willensstarker Zielsetzung, harten Trainings und einer gesunden Ernährung.

Systad hat nie nach einem bereits festgelegten Kostsystem gelebt. Er studierte eine Menge ernährungsphysiologischer Literatur und kam auf diese Weise theoretisch in Kontakt mit den Reformsystemen. Um zu erfahren, wie sich die verschiedenen Nahrungsmittel und Kostzusammensetzungen auf sein Leistungsvermögen auswirkten, erprobte er sie am eigenen Körper. Er kam zur Überzeugung, daß Obst ihm sehr viel Energie gibt und er meint, daß es möglich sein müsse, ausschließlich von Obst zu leben, *wenn man nur gleichzeitig genügend Bewegung habe!* Zuerst würde man sich matt und schlaff fühlen, aber nach einiger Zeit käme ein Gefühl von strotzender Kraft und Frische. Er betont jedoch immer wieder, daß Menschen, die durch ihren Beruf zum langen Stillsitzen verurteilt sind, nicht so leben können, sondern nur diejenigen, die gleich ihm starke langandauernde Bewegung im Freien mit reichlich Schweißabsonderung haben. Er meidet jede Nahrung, die irgendwie schleimbildend wirken könnte, wie Käse und frische Milch und auch Kartoffeln ißt er mäßig. Diese seine Feststellungen sind für mich besonders interessant, da ich schon seit Jahren frische Milch, Käse und Butter aus der Kost der Asthmakranken entfernt habe, weil auch ich sie als schleimbildend ansehe.

Interessant ist, daß Systad behauptet, der Mensch brauche umso weniger Eiweiß, je weniger Abfallprodukte in seinem Körper vorhanden seien. Durch ein intensives Training würden die Gewebe von Abfallprodukten befreit und so entstehe kein Verlangen nach eiweißreichen Nahrungsmitteln. Eine andere interessante Behauptung von ihm ist, daß er sich wunderbar leicht fühle, seitdem er die Salzablagerungen im Körper durch Bewegung und Schwitzen ausgeschieden und mit einer zusätzlichen Salzzufuhr zur Kost aufgehört habe. „Fett ist besonders belastend," betont er, „deswegen habe ich Butter, Margarine und Öl aus meinem Kostplan gestrichen. Wenn der Körper großen Anstrengungen ausgesetzt ist, fühlt man am besten, was er braucht."

Systads täglicher Speisezettel sieht folgendermaßen aus: Frühmorgens trinkt er reinen Apfelsinen- oder Grapefruitsaft, selbstverständlich ohne Zusatz von Zucker. Als Frühstück trinkt er einen Liter Kräutertee und ißt evtl. einen Apfel. Dann läuft er 10 km zu seiner Arbeitsstätte — das ist sein Training. Um 10 Uhr ißt er Obst und erst nach vollendeter Tagesarbeit und der nochmals zurückgelegten „Trainingsstrecke", diesmal von der Arbeitsstelle nach Hause, nimmt er seine erste Mahlzeit ein. Sie besteht aus Rohkost mit viel Zwiebeln, einer rohen und einer gekochten Kartoffel und zwei Scheiben Brot dazu. Man könnte meinen, daß er durch den reichlichen Obstgenuß von oft nicht biologischen Früchten unter den Bespritzungsgiften zu leiden habe. Aber das ist nicht der Fall. Er erklärt es damit, daß er alle Gifte wieder ausschwitzt.

John Systad gerät in Begeisterung, wenn er vom Laufen und von der gesunden Kost redet. Er meint, daß ein konsequentes, vorsichtig gesteigertes Training das Herz und alle Organe kräftigt und sich deswegen als wunderbarer Gesundheitsfaktor auswirkt. Voraussetzung ist aber, daß man vorsichtig beginnt, keine Übertreibungen macht und der Stimme des eigenen Körpers zu lauschen versteht.

Der Marathonsieger Erik Östbye ist seit 1943 Waerlandist

Er hat bewiesen, welche große Bedeutung diese gesunde Kost und Lebensführung für den Sportler hat. Bei den großen Marathonwettbewerben 1955, bei denen der bekannte Rohköstler Evert Nyberg den Sieg davontrug, kam an fünfter Stelle der Waerlandist Erik Östbye. Die ersten zehn Jahre als Sportler war er auf den Strecken 1500 bis 5000 m gelaufen. Vor der Kostumstellung 1943 war er von einem schweren chronischen Darmkatarrh am Laufen behindert gewesen, wurde aber bald nach der Umstellung von diesem Leiden befreit. Von nun an verbesserten sich seine Zeiten immer mehr. 1950 fing er an, auf der Landstraße zu laufen und fand immer mehr Gefallen an dieser Laufart. Er lief immer längere Stecken, bis zu 25 km, und siegte in vielen lokalen Wettbewerben und Distriktsmeisterschaften. Der amerikanische Meister Santee wurde sein Vorbild und er lief wie dieser mit kleinen kraftsparenden Schritten und mit stark angewinkelten, fest an den Brustkorb gepreßten Armen. Seine größten Erfolge sind: ein dritter Platz bei den schwedischen Meisterschaften 1955 über 25 km, ein zweiter Preis beim Stockholmer Lauf 1954, der Sieg im Aalborgs-Lauf 1955 über 20 km und ein fünfter Preis bei den schwedischen Meisterschaften im Marathonlauf 1955. Obwohl er damals diese Strecke zum ersten Mal lief und die Wetterverhältnisse fast unerträglich waren, ließ er sich nicht abschrecken. Beim Aalborg-Lauf im Sommer war es die mörderische Hitze, die das Laufen auf klebrigem Asphalt erschwerte. Östbyes Sieg in diesem Lauf beweist, daß ein Rohköstler schwere Kraftleistungen, die wie keine anderen Ausdauer und Vitalität erfordern, dank seiner Kost auch bei sengender Hitze vollbringen kann.

Er hält sein Kostschema ganz konsequent ein — mit einer Rohkostmahlzeit und einer Kruskamahlzeit täglich. Als Zusatz zur Kost nimmt er lediglich gerne etwas Brauereihefe. Für uns Waerlandisten ist vor allem interessant, daß er nicht, wie Systad, das Obst als Energiespender *besonders* hervorhebt, sondern seine Erfolge mit einer normalen ungeänderten Waerlandkost erzielt.

Rune Svensson aus Sundsvall

ist seit sieben Jahren Waerlandist. Er ist heute 34 Jahre alt, ein Alter, mit dem die meisten Sportler schon von der Wettkampfbühne verschwinden — aber bei ihm ist das Gegenteil der Fall. Seit er sich auf Waerlandkost umgestellt hat, tritt er als Läufer immer mehr in den Vordergrund und ist in die Reihe unserer ersten Sportler aufgerückt. Er selbst ist fest davon überzeugt, daß er seine besseren Sportleistungen der gesunden Kost und Lebensführung zu verdanken hat. Auch seine gesamte Kondition ist jetzt ausgezeichnet. Heute merkt man es ihm nicht mehr an, wenn ihm schwerste Anstrengungen zugemutet wurden. Er ist ein Musterbeispiel dafür, was gesunde Lebensgewohnheiten aus einem Menschen machen können.

Früher war ihm nichts von dem Einfluß der Rohkost auf Sportleistungen bekannt, aber als er an Orientierungsübungen teilnahm, hatte er als Kameraden einen Rohköstler, der ihm im Laufen überlegen war. „Wir trainierten oft zusammen", erzählte er, „aber trotzdem wir mit gleichem Fleiß beim Training waren, lief er mir immer davon. Das war die beste Propaganda, die er für seine Ideen machen konnte. Auf mich machte es einen tieferen Eindruck als der beste Gesundheitsvortrag."

Sein eigentlicher Durchbruch zum Spitzensportler geschah sechs Jahre nach der Umstellung zur Waerlandkost, im Jahre 1954, als er in einem internationalen Wettbewerb auf der 20-km.Strekke an zweite Stelle kam. Im Jahre darauf, 1955, wurde er sogar Sieger in diesem Wettbewerb und zwar gegen schwerste Konkurrenz. Unter anderen nahmen Bengt Renvall, der schwedische Marathonmeister 1954 und John Systad, der norwegische Marathonmeister 1955 an dem Wettbewerb teil. Außerdem gewann Rune Svensson 1955 den Örnsköldviks-Lauf über 20 km und eroberte sich die Distriktsmeisterschaft von Medelpad auf der 10-km-Strecke.

Sein Beruf als Büroangestellter ist nicht gerade günstig für ihn und läßt ihm wenig Zeit zum Training. Aber er nutzt die Morgen- und Abendstunden dafür aus. Er ist hundertprozentiger Waerlandist, nimmt seinen Hagebuttentee vor dem Morgentraining, zum Frühstück Sauermilch, um 12 Uhr Rohkost, und abends ißt er die Kruska. Zucker in jeder Form meidet er wie die Pest; wenn er vor dem Wettkampf einen Extra-Zuschuß an Energie haben will, ißt er Rosinen.

„Viele von meinen Sportkameraden sind an einer gesunden Lebensführung sehr interessiert", erklärte Rune Svensson, „wagen jedoch den entscheidenden Schritt nicht zu tun. Sie haben Angst, daß es am Anfang zu einer Formverschlechterung oder sonst zu irgendwelchen Störungen kommen würde. Aber ich habe nie solche Erfahrungen gemacht. Im Gegenteil — schon kurze Zeit nach meiner Kostumstellung haben sich meine Sportleistungen erhöht und sind seitdem stets nur besser geworden."

Auf Reisen hat er immer ein wenig Proviant dabei, aus der Erfahrung heraus, daß man nicht überall rohes Gemüse bekommt. Er fühlt sich trotz seines Alters von 34 Jahren noch sehr jung und hegt die Hoffnung, in Zukunft Marathonläufer zu werden.

Sicher wird er noch viel von sich reden machen, denn seine Kost und Lebensführung, seine Gesundheit und Körperverfassung sichern ihm gute Erfolge.

Der Weltmeister Audun Boysen und der norwegische Meister «Kruska-Larsen», zwei weitere Beispiele für den Wert einer natürlichen Ernährung

Audun Boysen hat seinen Titel als Weltmeister auf der Tausendmeterstrecke erobert, ist aber als Läufer sehr vielseitig. Wohl zieht er die Strecken von 400 bis 1000 Meter vor, läuft aber auch gerne sowohl die Hundertmeter- wie die 1500 m-Strecke. Auf der Tausendmeter-Bahn hat er seinen eigenen Rekord drei Jahre hintereinander selbst geschlagen, das letzte Mal am 30. August 1955, als er die Laufzeit auf 2.19.0 Minuten heruntersetzte. Außer dem Weltrekord hält er vier norwegische und einen nordischen Rekord. Kennzeichnend für ihn ist ein leichter fliegender Sprinterstil, und diesen Stil kann er sogar auf der Tausendmeter-Strecke anwenden. Man hat ihn deswegen den „ausdauerndsten Sprinter der Welt" genannt. Über seinen letzten Weltrekordlauf schrieb die große Zeitung „Göteborgs Posten": „Selten hat man einen Sportler in einem so überlegenen, vollkommenen Stil einen schon so hartgepreßten Rekord abfertigen sehen! Man merkte ihm gar keine Anstrengung an."

Audun Boysen ist Rohköstler, aber kein Fanatiker, wie er selbst sagt. Er meint, daß es wohl *immer* nützlich sei, von einer gesunden Kost zu leben, aber daß sich die Kostumstellung erst dann richtig auswirken könne, wenn man alle Faktoren einer gesunden Lebensführung mit einbeziehe. „Viele sehen die Kosthygiene als die Hauptsache an, versäumen aber dabei die Bewegung im Freien und vor allem übersehen sie den Wert einer allumfassenden positiven Lebenseinstellung." Und weiter sagt er:

„Der Sport darf kein Selbstzweck sein. Er muß ein Ausdruck sein für unser natürliches Verlangen nach Wirksamkeit und die

Freude an der Leistung widerspiegeln. Wenn man einen gesunden Überschuß an Kraft in sich hat, dann muß man laufen und daraus erwächst dann die Freude."

„Kruska-Larsen" wird der große norwegische Läufer Ernst Larsen genannt. Er ist norwegischer Meister und hält den Rekord im 3000-m-Hindernislauf. Außerdem hat er bei den Europameisterschaften in Bern 1954 die Bronce-Medaille bekommen. Seinen Spitznamen hat er dadurch verdient, daß er seit 1948 ein hundertprozentiger Waerlandist ist. Warum er zur Waerlandkost überging, erklärt er in den einfachen Worten:

„Ich fand es ganz selbstverständlich, daß ein Sportler, der das Beste leisten will, auch die beste Kost haben muß. Und ich habe auch seit meiner Umstellung zur Waerlandkost nur Vorteile davon gehabt."

Er erzählt, daß er jetzt eine ganz andere Widerstandskraft gegen Erkältungen habe. Das bedeutet sehr viel für ihn, da er früher viel erkältet und dadurch in seinen Leistungen beeinträchtigt gewesen wäre. Durch die Umstellung habe sich sein ganzes Leben in den letzten Jahren geändert. „Es wird mir immer klarer, daß der Sport unter der Jugend eine ungeheure Aufgabe hat. Erst der Sport, zusammen mit einer gesunden Ernährung, ist imstande, die Elite zu schaffen, die den gewaltigen Anforderungen unserer Zeit gerecht werden kann."

Noch ein Meister, der «Orientierer» Marthe Anderson, verdankt seine Erfolge der gesunden Kost und Lebensführung

Der Orientierungslauf, im dicht besiedelten Deutschland kaum bekannt, gehört zu den natürlichsten und zugleich souveränsten aller Sportzweige. Orientierungslauf bedeutet natürlich in erster Linie Laufen, oft 13, 15 km auf ungebahnten Wegen, in unbekannten, meist bewaldeten Gegenden, mit Hilfe von Karte und Kompaß. Er verlangt aber nicht nur vollständigen physischen Einsatz, sondern stellt auch große Anforderungen an Umsicht, klares

Denken und Entschlossenheit. Nicht einen Moment darf der Läufer die Fassung verlieren, wenn Schwierigkeiten auftauchen — trotz der großen physischen Anstrengung.

Der nordische Meister für 1955 in dieser Sportart, Marthe Anderson, besitzt diese Eigenschaften in hohem Maße und ist zudem ein Bild blühender Gesundheit. Er hat gerade den persönlichen feinen Stil, den dieser Sportzweig verlangt. Imponierend sind seine vielen Siege, die er in den vergangenen Jahren gegen härteste Konkurrenz errang. Seine nordische Meisterschaft ist zugleich eine Weltmeisterschaft, denn die Elite der Orientierer befindet sich in den nordischen Ländern.

Für Marthe Anderson ist eine gesunde Lebensführung immer etwas Selbstverständliches gewesen. Er hat niemals geraucht, niemals Kaffee getrunken und nie Alkohol gekannt und meint, daß diese Enthaltsamkeit sehr wesentlich für seine Erfolge sei. Er versuchte schon immer so gesund wie möglich zu leben, aber erst als er seinen Beruf wechselte, war es ihm möglich, sich auf die richtige Kost umzustellen. Zum Frühstück und zwischen den Mahlzeiten ißt er Obst, sein Mittagessen ist eine Rohkostmahlzeit und abends nimmt er wieder Sauermilch mit Obst. Er findet, daß er, seit er sich umgestellt hat, jederzeit laufbereit ist und auch immer leichter läuft. „Ich weiß, daß diese Kost die richtige für mich ist. Aber ich weiß auch, daß das Training ebenso wesentlich ist.“ Im Winter nimmt er ein paar Mal in der Woche ein Saunabad und auch im Sommer wenigstens einmal wöchentlich.

Marthe Anderson hat die richtige Einstellung zum Sport. „Ich denke dabei gar nicht daran, ob ich siegen werde oder nicht“, meint er. „Ich bin dabei, weil es mir Spaß macht. Nie würde mir einfallen, den Kopf hängen zu lassen, wenn ein anderer Sieger wird.“ So denkt der echte Sportler, für den der Sport ein Ausdruck seiner Lebensfreude und überschießenden Kraft ist und zugleich die Quelle, woraus er neue Kraft und ein neues Lebensgefühl schöpfen kann.

Diese Berichte beweisen, welche Bedeutung eine Umkehr zu einer natürlichen, biologisch richtigen Kost und Lebensführung in Verbindung mit systematisch durchgeführtem Training für unsere Gesundheit und unser Leistungsvermögen haben. Klingt es doch wie ein Wunder, daß Schwerkranke in kurzer Zeit Weltmeister werden können — in Sportzweigen, die besonders viel Ausdauer und eine optimale Körperentwicklung verlangen.

Jeder Mensch, der die Mängel unserer heutigen Zivilisation empfindet und unter ihren unheilvollen Folgen leidet, muß bei diesen Berichten aufhorchen. Denn öffnen sich nicht hier die Wege zur Entfaltung unserer jetzt gehemmten körperlichen und seelischen Möglichkeiten? Möchte nicht jeder Vater und jede Mutter für ihre Kinder eine glücklichere Zukunft schaffen? Es gilt, den Naturgesetzen zu gehorchen, die unsere Welt und unser Wohl und Wehe lenken. Unter dem Losungswort: „Zurück zur Natur" müssen wir uns wieder in den großen Zusammenhang alles Lebendigen einordnen. Denn losgerückt aus dem sinnvollen Zusammenspiel der lebensschaffenden Kräfte, im Ungehorsam gegen die Naturgesetze und in sinnlosen und unnatürlichen Gewohnheiten und Beschäftigungen verstrickt, werden wir nie den Weg aus unserer heutigen Not finden.

Es gilt nicht, zum primitiven Naturleben der Urvölker oder der Wilden zurückzukehren. Im Gegenteil, wir müssen lernen, die in uns gelegten ungeheuren natürlichen Möglichkeiten zu entfalten. Wir müssen uns aber dabei wieder von der Stimme der Natur leiten lassen. Auf ganz einfachen Wegen und mit ganz natürlichen Mitteln wird sie uns immer weiter, immer höher führen, einem sowohl körperlich wie geistig harmonisch entwickelten Menschentum entgegen.

Gerade das hat sich die Waerlandbewegung als Ziel gesetzt!